歯科における簡易禁煙支援

―WHOによるグローバルスタンダード―

監訳 小川 祐司

訳 埴岡　　隆

　　小島 美樹

　　田野 ルミ

一般財団法人　口腔保健協会

WHO Monograph on

Tobacco cessation and oral health integration

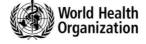 World Health
Organization

要　約 (Executive summary)

背　景

　口腔疾患は多くの国にとって大きな健康的負担となる．これらの病気は，非感染性疾患（NCDs）における共通の危険因子（リスクファクター）を共有する．すなわち，タバコの使用，不健康な食事，身体的不活発とアルコールの有害な使用などである．また，タバコの使用を中止する等の NCDs への共通の反応により良い結果を得ることができる．

　WHO タバコ規制枠組み条約（WHO FCTC）の第 14 条の実施ガイドラインは，包括的な禁煙と治療システムを開発するための最初のステップの 1 つとして，タバコの簡単な介入（簡易禁煙支援）を既存の医療システムに統合することを推奨している．簡易禁煙支援は，すべての医療サービスに統合されるべきであるが，口腔保健プログラムは，プライマリーケアにおけるタバコの簡単な介入を統合するための優先事項とすることができる．なぜなら，口腔保健従事者は，若くて「健康的」な喫煙者に接触することができ，多くの場合，他の臨床医よりも禁煙を勧めるための多くの時間を患者と共にすることができるからである．しかし，現在，口腔保健従事者が患者と日常的にタバコの習慣について話し合うことはまれである．禁煙介入を提供するうえでの主な障壁は，タバコと禁煙に関する知識と能力（技術）の欠如，専門家のリーダーシップの欠如，禁煙介入と口腔衛生プログラムの統合の欠如である．

　2015 年以来，WHO 禁煙イニシアチブ（WHO TFI）と WHO 口腔保健プログラムは，プライマリーケアにおける簡易禁煙支援を口腔保健プログラムに統合する科学的基礎を築くために，口腔衛生における禁煙の影響だけでなく，タバコの使用と口腔疾患に関するエビデンスの更新作業を協力して行っている．

タバコの使用と口腔疾患に関する最新のエビデンス

　1）タバコの使用と口腔疾患の間に因果関係があるかどうか，2）どんな種類のタバコの使用と口腔疾患が因果関係にあるか，3）タバコの使用が原因となる口腔疾患にはどんな種類があるか，を定量化するためにシステマティックレビューを行った．包含基準を満たす 1996 年から 2015 年に発表されたすべての関連研究を対象にした．レビューの方法に則り，タバコの使用と口腔癌，白板症と歯周病の関連性のメタアナリシスのため 32 の研究が，受動喫煙と齲蝕の関連性のメタアナリシスのため 12 の研究が，喫煙と歯の喪失の関連性のメタアナリシスのため 9 つの研究がそれぞれ用いられた．

　レビューから得られた結論は，次の通りである．

1. 喫煙や無煙喫煙を含むタバコの使用は，口腔癌や白板症のリスクを 5〜6 倍に高める．
2. 喫煙は歯周病になるリスクを 2 倍に増加する．
3. 受動喫煙にさらされると，乳歯と永久歯の両方が齲蝕になるリスクが 1.5 倍から 2 倍

に増加する.

4. 喫煙は歯の喪失するリスクを 1.5 倍に増加する.

禁煙が口腔の健康をもたらす利点に関しての最新エビデンス

禁煙が口腔の健康を改善するかどうかを評価するためにシステマティックレビューを行った. 包含基準を満たす 1996 年から 2015 年に発表されたすべての関連研究を対象にした.

レビューの方法に則り, 禁煙が口腔の健康を改善するかのメタアナリシスのために 9 つの研究が用いられた. レビューから得られた結論は, 次の通りである.

1. 禁煙は口腔内の健康状態と有意に関連し, 以下のような指標で提示される：喪失歯数, 歯周健康状態, 新しい病変や悪性腫瘍へのリスク.

2. 禁煙は臨床的アタッチメントレベル 0.28 mm の有意な増加につながる.

プライマリーケアにおける簡易禁煙支援を口腔保健プログラムに統合

タバコの使用と口腔衛生の関連や口腔健康に対する禁煙の利点を認識することにより, 臨床レベルと地域レベルの両方で, 国家による口腔保健プログラムがタバココントロールへの支援を積極的に行うべきであることが必須になる.

国家レベルの口腔保健プログラムを支援してタバコを使用する患者を日常的に識別して治療できるようにするため, WHO 口腔保健プログラムタバココントロールの方針と WHO の禁煙方針に従って, 簡易な禁煙介入を口腔保健プログラムに統合するための実用的な政策勧告がなされた.

方針の主な要素は次のとおりである.

1. 口腔保健の専門家は 5As と 5Rs モデルを通して, プライマリーケアにおいてすべてのタバコ使用者に 3 分から 5 分の短い禁煙介入を日常的に提供するべきである.

2. 口腔保健の専門家による簡易な禁煙介入の統合的な提供を改善するために, 口腔保健システムは 6 つの必須な構成要素（サービス提供, 医療従事者, 情報支援, 医薬品および技術, 資金調達（または融資）, リーダーシップとガバナンス）すべてにわたって強化されるべきである.

各国における簡易禁煙支援と口腔保健プログラムの統合促進を支援するためには, 技術資源や道具（ツール）が必要になる.

WHO は, "プライマリーケアにおけるタバコ依存症を治療するための健康システムの強化" というタイトルのトレーニングパッケージを開発しており, これには口腔疾患患者用のタバコの使用と口腔疾患に関するファクトシート, 口腔保健の専門家が 5As と 5Rs の簡易禁煙支援を実施するための実用的なツールキットが含まれている. 歯科医院に通うすべてのタバコ使用者が簡易禁煙支援を受ければ, 喫煙率に大きな影響を与えることになるだろう.

謝　意 *(Acknowledgements)*

　このモノグラフは WHO 非感染性疾患部門（PND）の 2 つの技術プログラムである WHO 禁煙イニシアチブ（WHO TFI）と WHO 国際口腔保健プログラムの共同で作成された．また，さまざまな機関や組織から多くの国際的な専門家の協力を得た．

　本書の作成は，Vinayak Mohan Prasad，Faten Ben Abdelaziz，Douglas Bettcher の指揮の下，Dongbo Fu と小川祐司が調整を行った．Miriamjoy Arye-Quansah は事務作業を補助した．

　システマティック文献レビューの項（パート I とパート II）は，Michael Ellison，Charles Pophal，Sujin Lim によって提供されたレビューとデータ抽出に基づいた．

　本文は，埴岡　隆と小島美樹によって執筆された．

　プライマリーケアにおける簡易禁煙支援を口腔保健プログラムに統合する項（パート III）は，Dongbo Fu と小川祐司によって作成，執筆された．

　本書は，Adriana Blanco，Rosa Sandoval，Fatimah El-Awa，Kristina Mauer-Stender，Ezra Ogwell Ouma，Yvonne Olando，Jagdish Kaur，Katia De Pinho Campos，Douglas Bettcher，Vinayak Mohan Prasad，Dongbo Fu，小川祐司，Shin Hai-Rim，Estupinan Saskia，Warnakulasuriya Kasturi，Mohammad H Khoshnevisan，宮崎秀夫，Tippanart Vichayanrat，Penpan Laohapand，Poul Erik Petersen，Benoit Varenne and Dorji Giampo. によって作成のさまざまな段階で論評を受けた．

　このモノグラフは，日本の厚生労働省による財政的支援によって作成された．

目 次

Part I　タバコの使用と口腔疾患の関連：システマティックレビュー

Part II　口腔保健アウトカムに対する禁煙の潜在的効果：システマティックレビュー

Part III プライマリーケアにおける簡易禁煙支援を口腔保健プログラムに統合：政策提言

Part I

タバコの使用と口腔疾患の関連：システマティックレビュー

1 はじめに

　タバコの使用とタバコの煙への曝露は口腔と身体全体の健康に害を及ぼす．口腔の健康に関してタバコの使用が口腔癌，他の粘膜病変，口唇口蓋裂，歯周病，齲蝕，歯の早期喪失を含む多くの口腔疾患や口腔の状態と因果関係があることについてエビデンスが確認あるいは示唆されている[1]．2次喫煙（受動喫煙）によるタバコ煙への曝露も口腔疾患と関連しており，これらには，歯周病，歯の喪失，幼児期の齲蝕，子どもの歯肉の色素沈着が含まれる[2]．タバコは多くの形体で異なった数種類の方法：紙巻きタバコ，葉巻，パイプによる喫煙，煙が発生しない方法では，噛みタバコ，鼻からの吸収による喫煙で消費される．異なる形態でのタバコ使用と口腔疾患との関係に関する包括的で定量的な評価は，現在までほとんど行われていない．そこで，以下の疑問について定量的にシステマティックレビューを行った．

・タバコ使用と口腔疾患の間には因果関係があるか？
・どのような形態のタバコの使用が口腔疾患と因果関係があるか？
・タバコの使用が原因となる口腔疾患にはどのような種類があるか？

2 システマティックレビューの方法

2.1. 文献の選択

　われわれは，タバコの使用と口腔の健康に関する採用基準に適合したすべての英語文献をレビューすることとした．関連する文献の選定のために，PubMed（MEDLINE）で 1996 年〜2015 年の英語文献を系統的に次のような Medical Subject Headings（MeSH）のキーワードを用いて検索した："smoking（喫煙）"，"tobacco, smokeless（タバコ，無煙）"，"tobacco smoke pollution（タバコ煙汚染）"，"mouth diseases（口の疾患）"，"tooth diseases（歯の疾患）"．これらの用語は Google Scholar でもタイトル検索で用いた．出版された論文，2次喫煙曝露

と齲蝕のレビュー論文[2]，タバコ使用と歯の喪失のレビュー論文[3]，2014年米国公衆衛生総監報告書[1]にある参照文献リストを調べて追加の論文を選定した．選定した文献の論文タイトルと要約から，関連の可能性について全体的に検討し（下記参照），選択基準に基づいて文献のスクリーニングを行うために文献の全文を収集した．口腔の微生物も主要なアウトカムに含め，2008年以降に出版された文献に基づいて評価した．一次スクリーニングの採択文献からデータを抽出するため2名の異なる査読者が全文を精読した．

2.2. 採用基準

　電子版（オンライン）または印刷物（紙媒体）として全文が利用可能であり，口腔のアウトカム（歯肉癌，口腔白板症，口唇癌，口蓋癌，唾液腺癌，舌癌，歯周病，歯の喪失，齲蝕）のタバコ使用による効果指標の推定値が含まれている前向きコホート研究，横断研究，症例対照研究の学術雑誌掲載論文を採用するために文献検索を行った．選択された文献には，研究デザイン（横断研究またはコホート研究），対象者数，対象者の属性（性，年齢，居住国と代表性），曝露の種類（タバコ使用形態），量−反応勾配の統計学的有意性，特記事項：感度分析，サブグループ分析，その他の分析，および研究資金源，口腔のアウトカムの定義，有病率の情報を含むものとした．

2.3. 定義

　タバコ使用とタバコ煙の曝露は次のように定義した：

　1）タバコ使用は，本人または家族がタバコ喫煙，嚙みタバコ使用，嗅ぎタバコの摂取の申告があった場合とした．能動喫煙の自己申告については，生化学的に検証している方法を最良と定義して，ニコチン置換療法を用いていなければ，呼気中一酸化炭素濃度が8 ppm，唾液中コチニン濃度が15 ng/mL，尿中コチニン濃度が50 ng/mLを超える場合とした．2）2次喫煙への曝露は，本人または家族の申告もしくはコチニン検査によって定義した．タバコ使用および2次喫煙曝露の決定法の説明がない場合は採用しなかった．

　タバコ使用の口腔アウトカムの測定には，臨床的，放射線学的，組織学的な診断を含めた．死亡率の研究では，死亡証明書，診療録，家族の申告を情報源として採用した．

2.4. データ収集と分析

　文献検索は電子的またはマニュアル（手動）で行った．文献のスクリーニングは，論文タイトル，要約，キーワードで行った．2名の査読者が独立して全文を

精読し，文献ごとにすべての適格性を評価した．メタアナリシスのための検索結果は，論文タイトルと要約を基に文献管理ソフトウェア（EndNote x7.5，Thomson Reuters，ニューヨーク）に保存した．

　2名の査読者は独立して観察研究の方法論に関する8項目の評価基準であるNewcastle Ottawa Scale（NOS，付録1参照）を用いて，すべての研究の方法の質を評価した．

　研究の質と研究デザインの両方をもとにエビデンスを統合した．オッズ比のメタアナリシスでは，タバコ使用の口腔のアウトカム指標について，コクランレビューの準備や維持に用いるためのソフトウェアである Review Manager（RevMan 5.3，Cochrane, Informatics and Knowledge Management Department Cochrane：情報ナレッジマネジメント部門）を用いた．サブグループ分析かつまたは感度分析を適宜実施した．

3　結果

3.1.　文献数

3.1.1.　口腔粘膜病変，歯周病，齲蝕

　電子的あるいはマニュアルでの検索により 3,074 件の文献が特定された（図1）．論文タイトルと要約による一次スクリーニングでは，要約の精査のための 1,219 件の関連文献が選定された．レビューした研究のうち，86 件の関連論文が全文精読のために特定された．アウトカムが報告されたのは 42 編であった．残りの 44 件は除外した．

　メタアナリシスのために選択された研究のうち，口腔粘膜病変が 26 件，歯周病が 14 件論文として報告されていた．齲蝕は 1 件，歯の喪失が 1 件だった．最終的にメタアナリシスのために利用可能であったのは，口腔粘膜病変と歯周病のそれぞれ 26 件[4-29] と 6 件[30-35] の研究だった．口腔粘膜病変と歯周病の分析のために選択された研究の概要は，それぞれ，付録 2 と 3 に記載されている．

　感度分析とサブグループ分析は，喫煙の影響では 24 件の研究[4-10,12-28] で，口腔使用の無煙タバコの影響では 7 件の研究[6,7,9,10,16,17,29] で行われた．

3.1.2.　2次喫煙曝露と関連する齲蝕

　研究の質評価とエビデンスの統合に用いた検索による研究の詳細な結果は論文に掲載されている[2]．電子的あるいはマニュアルでの検索により 42 件の文献が選定された（図2）．論文タイトルと要約による一次スクリーニングでは，22 件の関連文献が全文精読のために特定された．精読された研究の中で 15 件の研究が

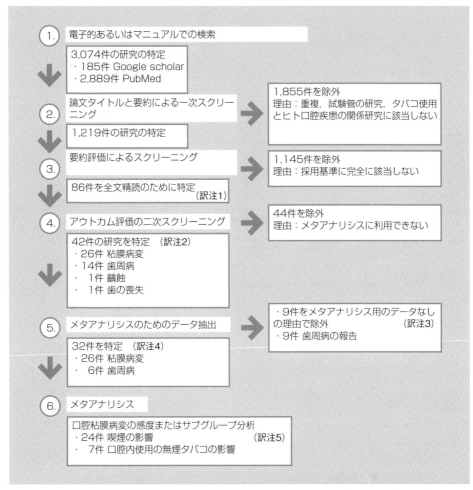

図1　タバコ使用と口腔疾患の関連を調べる研究についてのレビューのプロセス

訳注1：歯周病に関する禁煙の効果についての研究として抽出された論文のうち12件を，喫煙と口腔疾患の関連についての報告の有無を確認するため追加し，86(74＋12)件となっている.

訳注2：齲蝕または歯の喪失について報告した論文は，それぞれ1件ずつであった．このため，齲蝕または歯の喪失についてのメタアナリシスは，既存の総説論文の抽出文献を利用して別途実施した．そのメタアナリシスのための文献の選択手順は，それぞれ図2（齲蝕）と図3（歯の喪失）に示している．したがって，これ以後は，口腔粘膜と歯周病のメタアナリシスのための選択手順の説明となることから，この2件はメタアナリシスのためのデータ抽出からは除外した.

訳注3：除外した9件と，歯周病の報告の9件は同じ論文である.

訳注4：歯周病のメタアナリシスの対象論文は14件－9件＝5件であったが，齲蝕のメタアナリシスの対象論文のうち1件が，歯周疾患のデータも報告していることが判明したため，この1件を追加して最終的に6件を対象としてメタアナリシスを行った.

訳注5：口腔粘膜疾患についての26件のうち，1件はタバコ使用ありとなしの比較データではなかったため，この1件を除外し，計25件のデータを用いてサブグループ解析を行った．喫煙の影響についての24件，無煙タバコの影響についての7件のうち，6件の論文は両者に含まれる.

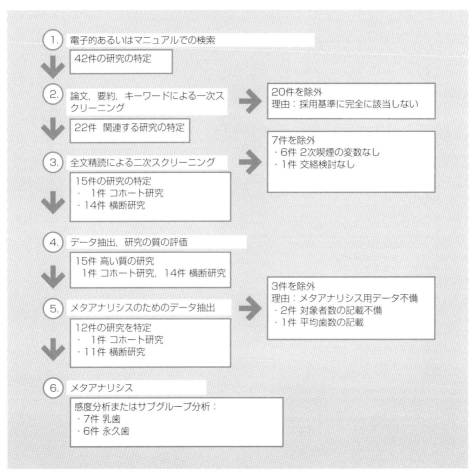

図2　2次喫煙曝露と齲蝕との関連を調べる研究でのレビューのプロセス

質の評価のために特定された．抽出されたデータの分析では，すべての研究の方法は，質が高いカテゴリーに分類された．

　最終的に，コホート研究1件[36]および横断研究11件[37-47]のデータがメタアナリシスに利用可能であった．感度分析，サブグループ分析では，乳歯と永久歯への齲蝕リスクについては，それぞれ，7件[37-39,42-45]と6件[36,38,40,41,45,46]の研究が評価に利用可能であった．

3.1.3.　歯の喪失

　研究の質評価とエビデンスの統合に用いた検索による研究の詳細な結果は論文[3]に記載されている．電子的あるいはマニュアルでの検索により496件の文献が選定された（**図3**）．論文タイトル，要約，キーワードによる最初のスクリーニングでは66件の関連研究が全文精読のために特定された．精読された研究の中

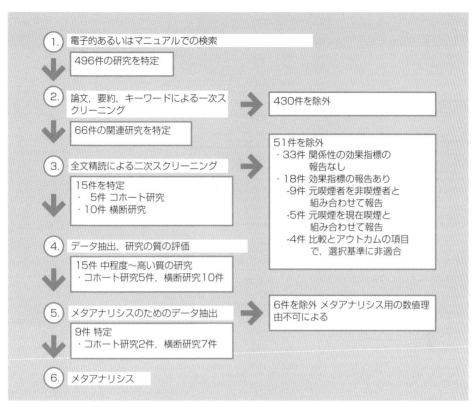

1. 電子的あるいはマニュアルでの検索
   496件の研究を特定

2. 論文，要約，キーワードによる一次スクリーニング → 430件を除外
   66件の関連研究を特定

3. 全文精読による二次スクリーニング → 51件を除外
   ・33件 関係性の効果指標の報告なし
   ・18件 効果指標の報告あり
   15件を特定
   ・ 5件 コホート研究
   ・10件 横断研究
   　-9件 元喫煙者を非喫煙者と組み合わせて報告
   　-5件 元喫煙を現在喫煙と組み合わせて報告
   　-4件 比較とアウトカムの項目で，選択基準に非適合

4. データ抽出，研究の質の評価
   15件 中程度～高い質の研究
   ・コホート研究5件，横断研究10件

5. メタアナリシスのためのデータ抽出 → 6件を除外 メタアナリシス用の数値理由不可による
   9件 特定
   ・コホート研究2件，横断研究7件

6. メタアナリシス

図3　タバコの使用と歯の喪失との関連を調べる研究でのレビューのプロセス

で 15 件の研究が質の評価に選定された．抽出されたデータ分析では，8 件が高い質の研究に，7 件が中程度の質の研究のカテゴリーに分類された．

　最終的にコホート研究 2 件[48,49]および横断研究 7 件[50-56]，合計 9 件のデータがメタアナリシスに利用可能であった．

3.2.　研究の特徴と関連の強固性

3.2.1.　口腔癌と白板症

　24 カ国のタバコ使用者がメタアナリシスのために特定された 26 件の研究で調べられた．これらのうち，6 件はインドから[7,9,10,13,16,28]，3 件は米国から[4,12,29]で，スウェーデン[6,17]，イタリア[8,20]，スリランカ[14,25]からは 2 件ずつだった．1 件の研究では，欧州の 10 カ国の効果指標が報告された[23]．喫煙の効果指標は 24 件の研究で報告され，噛みタバコの効果指標はインドから 4 件の研究[7,9,10,16]，スウェーデンで 2 件の研究[6,17]，米国で 1 件の研究[29]が報告された．

　口腔癌と白板症の現在喫煙者と非タバコ使用者（非喫煙者）のオッズ比のメタアナリシスの結果を図4に示す．ランダム効果モデルのフォレストプロットでは

研究または サブグループ	タバコ 使用(＋) イベント 数	タバコ 使用(＋) 対象 人数	タバコ 使用(－) イベント 数	タバコ 使用(－) 対象 人数	重み	オッズ比 M-H, ランダム, 95%信頼区間	年	オッズ比 M-H, ランダム, 95%信頼区間
Muscat 1996	655	943	147	454	4.3%	4.75 (3.73, 6.04)	1996	
Schildt 1998	122	210	152	323	4.2%	1.56 (1.10, 2.21)	1998	
De Stefani 1998	146	318	24	174	4.0%	5.31 (3.27, 8.61)	1998	
Wasnik 1998	90	122	33	124	3.8%	7.76 (4.40, 13.67)	1998	
Franceschi 1999	197	602	11	357	3.7%	15.30 (8.20, 28.55)	1999	
Rao 1999	545	839	132	469	4.3%	4.73 (3.70, 6.05)	1999	
Merchant 2000	67	98	12	130	3.5%	12.25 (10.23, 44.13)	2000	
Dikshit 2000	120	240	28	168	4.0%	5.00 (3.10, 8.07)	2000	
Chen 2001	211	338	51	243	4.2%	6.25 (4.28, 9.14)	2001	
Topcu 2002	195	256	91	165	4.1%	2.60 (1.71, 3.96)	2002	
Balaram 2002	435	534	156	639	4.3%	13.60 (10.25, 18.06)	2002	
Znaor 2003	757	1131	711	3790	4.4%	8.77 (7.56, 10.17)	2003	
Nieto 2003	238	367	55	113	4.1%	1.95 (1.27, 2.98)	2003	
Henley 2005	4	7745	9	69662	2.5%	4.00 (1.23, 12.99)	2005	
Luo 2007	150	103309	50	87821	4.2%	2.55 (1.85, 3.52)	2007	
Thomas 2008	189	1233	1	90	1.4%	16.11 (2.23, 116.35)	2008	
Sadetzki 2008	183	436	183	862	4.3%	2.68 (2.09 3.45)	2008	
Pitos 2008	35	53	11	52	3.2%	7.25 (3.02, 17.39)	2008	
Polesel 2008	295	944	19	531	4.0%	12.25 (7.59, 19.76)	2008	
Ide 2008	32	20389	13	47824	3.6%	5.78 (3.03, 11.02)	2008	
Tsai 2009	485	680	195	363	4.3%	2.14 (1.64, 2.79)	2009	
Lee 2009	660	1375	109	821	4.4%	6.03 (4.80, 7.57)	2009	
Amarasinghe 2010	95	510	4	281	2.9%	15.85 (5.76, 43.61)	2010	
Lin 2011	126	758	104	9899	4.3%	18.78 (14.31, 24.64)	2011	
Santos 2012	155	236	18	78	3.8%	6.38 (3.53, 11.52)	2012	
Azarpaykan 2013	125	186	225	514	4.2%	2.63 (1.85, 3.74)	2013	
合計 (95%信頼区間)		143852		225947	100.0%	5.64 (4.24, 7.51)		
総イベント数	6312		2544					

異質性：　Tau^2 = 0.47; Chi^2 = 405.41, df = 25 (P < 0.00001); I^2 = 94%
統合効果の検定：　Z = 11.88 (P < 0.00001)

0.05 0.2 1 5 20
タバコ使用(－) タバコ使用(＋)

**図4　口腔癌と白板症のタバコ使用によるランダム効果モデルによる統合オッズ比の
　　　フォレストプロット**

幅広い範囲のオッズ比が示された．143,852 人の喫煙者と 225,947 人の非タバコ使用者をプールしたランダム効果モデルによる推定オッズ比は 5.64（95%信頼区間：4.24-7.51）だった．研究間で有意な異質性がみられ，P 値は＜0.001 で I^{2}値は94%だった．

　現在喫煙者と非喫煙者についての口腔癌と白板症のオッズ比のメタアナリシスの結果を**図5**に示す．ランダム効果モデル分析のフォレストプロットでは 1.5-

研究またはサブグループ	タバコ使用(＋) イベント数	対象人数	タバコ使用(－) イベント数	対象人数	重み	オッズ比 M-H, ランダム, 95%信頼区間	年	オッズ比 M-H, ランダム, 95%信頼区間
Muscat 1996	655	943	147	454	4.5%	4.75 (3.73, 6.04)	1996	
Schildt 1998	122	210	152	323	4.3%	1.56 (1.10, 2.21)	1998	
Wasnik 1998	51	80	72	166	3.9%	2.30 (1.33, 3.98)	1998	
De Stefani	146	318	24	174	4.0%	5.31 (3.27, 8.61)	1998	
Rao 1999	545	839	132	469	4.5%	4.73 (3.70, 6.05)	1999	
Franceschi 1999	197	602	11	357	3.7%	15.30 (8.20, 28.55)	1999	
Dikshit 2000	72	186	76	222	4.2%	1.21 (0.81, 1.82)	2000	
Chen 2001	211	338	51	243	4.3%	6.25 (4.28, 9.14)	2001	
Balaram 2002	231	401	360	772	4.5%	1.56 (1.22, 1.98)	2002	
Topcu 2002	195	256	91	165	4.2%	2.60 (1.71, 3.96)	2002	
Znaor 2003	954	2349	424	2223	4.6%	2.90 (2.54, 3.32)	2003	
Nieto 2003	238	367	55	113	4.2%	1.95 (1.27, 2.98)	2003	
Luo 2007	150	103309	50	87821	4.4%	2.55 (1.85, 3.52)	2007	
Pitos 2008	35	53	11	52	3.1%	7.25 (3.02, 17.39)	2008	
Thomas 2008	166	555	17	749	4.0%	18.37 (10.99, 30.72)	2008	
Polesel 2008	295	944	19	531	4.0%	12.25 (7.59, 19.76)	2008	
Sadetzki 2008	183	436	183	862	4.5%	2.68 (2.09 3.45)	2008	
Ide 2008	32	20389	13	47824	3.6%	5.78 (3.03, 11.02)	2008	
Tsai 2009	485	680	195	363	4.5%	2.14 (1.64, 2.79)	2009	
Lee 2009	660	1375	109	821	4.5%	6.03 (4.80, 7.57)	2009	
Amarasinghe 2010	35	162	66	667	4.1%	2.51 (1.60, 3.94)	2010	
Lin 2011	174	2268	56	8389	4.4%	12.36 (9.12, 16.77)	2011	
Santos 2012	155	236	18	78	3.8%	6.38 (3.53, 11.52)	2012	
Azarpaykan 2013	125	186	225	514	4.3%	2.63 (1.85, 3.74)	2013	
合計（95%信頼区間）		137482		154352	100.0%	3.99 (3.08, 5.17)		
総イベント数	6112		2557					

異質性： Tau^2 = 0.37; Chi^2 = 345.14, df = 23 (P < 0.00001); I^2 = 93%
統合効果の検定： Z = 10.46（P < 0.00001）

タバコ使用(－) タバコ使用(＋)
0.05 0.2 1 5 20

図5 口腔癌と白板症の喫煙によるランダム効果モデルによる統合オッズ比のフォレストプロット

21.3 の幅広い範囲のオッズ比を示した．ランダム効果モデルによって推定された 137,482 人のタバコ使用者と 154,352 人の非使用者のプールされたオッズ比は 3.99（95％信頼区間：3.08-5.17）だった．研究間での有意な異質性が認められ，P 値は ＜0.001 で，I^{2}は 93％だった．

　噛みタバコ現在使用者と非使用者についての口腔癌と白板症のオッズ比のメタアナリシスの結果を**図6**に示す．ランダム効果モデル分析のフォレストプロットもまた，0.5-8.8 の幅広いオッズ比を示した．ランダム効果モデルによって推定された 44,641 人の噛みタバコ使用者と 162,950 人の非使用者のプールされたオッズ

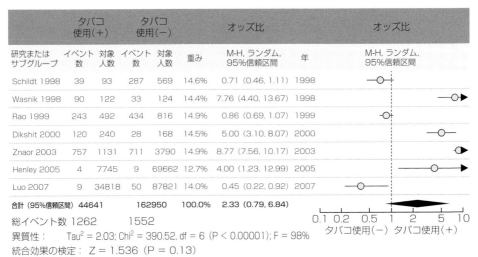

研究または サブグループ	タバコ 使用（＋） イベント 数	タバコ 使用（＋） 対象 人数	タバコ 使用（－） イベント 数	タバコ 使用（－） 対象 人数	重み	オッズ比 M-H, ランダム, 95%信頼区間	年	オッズ比 M-H, ランダム, 95%信頼区間
Schildt 1998	39	93	287	569	14.6%	0.71（0.46, 1.11）	1998	
Wasnik 1998	90	122	33	124	14.4%	7.76（4.40, 13.67）	1998	
Rao 1999	243	492	434	816	14.9%	0.86（0.69, 1.07）	1999	
Dikshit 2000	120	240	28	168	14.5%	5.00（3.10, 8.07）	2000	
Znaor 2003	757	1131	711	3790	14.9%	8.77（7.56, 10.17）	2003	
Henley 2005	4	7745	9	69662	12.7%	4.00（1.23, 12.99）	2005	
Luo 2007	9	34818	50	87821	14.0%	0.45（0.22, 0.92）	2007	
合計（95%信頼区間）		44641		162950	100.0%	2.33（0.79, 6.84）		
総イベント数	1262		1552					

異質性：　　Tau² = 2.03; Chi² = 390.52, df = 6（P < 0.00001); I² = 98%
統合効果の検定：　Z = 1.536（P = 0.13）

図6　口腔癌と白板症の噛みタバコ使用によるランダム効果モデルによる統合オッズ比のフォレストプロット

比は 2.33（95%信頼区間：0.79-6.84）だった．研究間での有意な異質性が認められ，P 値は＜0.001 で I²は 98%だった．

3.2.2.　歯周病

　オッズ比のメタアナリシスのために選択されたのは 6 件の研究[30-35]だけだった．実際，2004 年の米国公衆衛生総監報告書では喫煙と歯周病との因果関係を推定するエビデンスは十分であると結論づけられていた．

　歯周病の現在喫煙者と非喫煙者についてのオッズ比のメタアナリシスの結果を**図7**に示す．ランダム効果モデル分析のフォレストプロットでは，1.2-3.8 の比較的幅の広い範囲のオッズ比を示した．ランダム効果モデルによって推定された1,655 人の現在喫煙者と 6,689 人の非喫煙者のプールされたオッズ比は 2.14（95%信頼区間：1.44-3.17）だった．研究間での有意な異質性が認められ，P 値は＜0.001 で I²は 86%だった．

3.2.3.　齲蝕
能動喫煙

　今回の研究の検索では，タバコ使用と齲蝕の関係性を推定するために利用できる研究は 1 件だけだった．2014 年の米国公衆衛生総監報告書で述べられている，能動喫煙と齲蝕との因果関係を推定するためのエビデンスは示唆的であるという結論は，このレビューでも確かなものとなった．

研究または サブグループ	タバコ 使用（＋） イベント 数	対象 人数	タバコ 使用（－） イベント 数	対象 人数	重み	オッズ比 M-H, ランダム, 95%信頼区間	年	オッズ比 M-H, ランダム, 95%信頼区間
Nibali 2008	76	131	150	285	16.0%	1.24 (0.82, 1.89)	2008	
Parmar 2008	92	168	61	197	15.9%	2.70 (1.76, 4.14)	2008	
Do 2008	109	234	408	2206	17.8%	3.84 (2.91, 8.08)	2008	
Iida 2009	66	586	86	2213	17.1%	3.14 (2.25, 4.39)	2009	
Al-Habashneh 2009	129	183	234	377	16.5%	1.46 (1.00, 2.13)	2009	
Chiou 2010	42	353	116	1411	16.6%	1.51 (1.04, 2.19)	2010	
合計 (95%信頼区間)		1655		6689	100.0%	2.14 (1.44, 3.17)		
総イベント数	1262		1552					

異質性： Tau^2 = 0.21; Chi^2 = 35.81, df = 5 (P < 0.00001); I^2 = 86%
統合効果の検定： Z = 3.76 (P = 0.0002)

図7　歯周病の喫煙によるランダム効果モデルによる統合オッズ比のフォレストプロット

2次喫煙の曝露

　米国公衆衛生総監報告書では，また，子どもの齲蝕への2次喫煙の効果指標について言及され，因果関係を推定するエビデンスは示唆的であると述べられていた．

　また，これまでの研究では，採用された研究の特徴が説明されている（Hanioka, 2011a）．それによると，15件の研究の中で，5件は米国からで，他の5件は日本からの報告であった．

　19歳未満の2次喫煙曝露と非曝露の子どもの齲蝕のオッズ比のメタアナリシスの結果を図8に示す．ランダム効果モデル分析のフォレストプロットもまた，1.2-3.1の比較的幅広い範囲のオッズ比を示した．ランダム効果モデルによって推定された18,097人の2次喫煙曝露の子どもと32,834人の非曝露の子どものプールされた齲蝕のオッズ比は1.79（95%信頼区間：1.56-2.05）だった．研究間での有意な異質性が認められ，P値は＜0.001でI^{2}は86%だった．

　2次喫煙曝露と非曝露の7歳未満の子どもの乳歯齲蝕のオッズ比のメタアナリシスの結果を図9に示す．ランダム効果モデル分析のフォレストプロットでは，1.5-3.2の比較的幅が狭い範囲のオッズ比を示した．ランダム効果モデルによって推定された3,693人の2次喫煙曝露のある子どもと5,937人の非曝露の子どものプールされた乳歯齲蝕のオッズ比は2.03（95%信頼区間：1.76-2.33）だった．研究間での異質性は有意ではなく，P値は0.14でI^{2}は38%だった．

　2次喫煙曝露と非曝露の19歳未満の子どもの永久歯齲蝕のオッズ比のメタアナリシスの結果を図10に示す．ランダム効果モデル分析のフォレストプロットで

研究または サブグループ	タバコ 使用(＋) イベント数	タバコ 使用(＋) 対象人数	タバコ 使用(－) イベント数	タバコ 使用(－) 対象人数	重み	オッズ比 M-H, ランダム, 95%信頼区間	年	オッズ比 M-H, ランダム, 95%信頼区間
Williams 2000	55	146	84	400	5.7%	2.27 (1.51, 3.43)	2000	
Aligne 2003	620	1956	287	1575	10.1%	2.08 (1.78, 2.44)	2003	
Shenkin 2004	26	59	116	578	4.1%	3.14 (1.81, 5.45)	2004	
Tanaka 2006	249	393	317	532	8.1%	1.17 (0.90, 1.53)	2006	
Ayo-Yusuf 2007	162	691	145	1182	8.5%	2.19 (1.71, 2.80)	2007	
Iida 2007	87	226	338	1337	7.6%	1.85 (1.38, 2.48)	2007	
Hanioka 2008	112	245	60	234	6.1%	2.44 (1.66, 3.59)	2008	
Leroy 2008	138	330	165	654	7.9%	2.13 (1.61, 2.82)	2008	
Julihn 2009	1411	3261	4595	12277	11.2%	1.28 (1.18, 1.38)	2009	
Tanaka 2009	183	731	206	1159	8.9%	1.54 (1.23, 1.93)	2009	
Ditmeyer 2010	871	1436	1244	2714	10.6%	1.82 (1.60, 2.07)	2010	
Tanaka 2010	7318	8623	8080	10192	11.2%	1.47 (1.36, 1.58)	2010	
合計 (95%信頼区間)		18097		32834	100.0%	1.79 (1.56, 2.05)		

総イベント数　11232　　15637

異質性：　　Tau^2 = 0.04; Chi^2 = 77.70, df = 11 (P < 0.00001); I^2 = 86%

統合効果の検定：Z = 8.21 (P < 0.00001)

**図8　子どもの齲蝕の2次喫煙曝露によるランダム効果モデルによる統合オッズ比の
フォレストプロット**

研究または サブグループ	タバコ 使用(＋) イベント数	タバコ 使用(＋) 対象人数	タバコ 使用(－) イベント数	タバコ 使用(－) 対象人数	重み	オッズ比 M-H, ランダム, 95%信頼区間	年	オッズ比 M-H, ランダム, 95%信頼区間
Williams 2000	55	146	84	400	8.9%	2.27 (1.51, 3.43)	2000	
Aligne 2003	620	1956	287	1575	26.3%	2.08 (1.78, 2.44)	2003	
Shenkin 2004	26	59	116	578	5.5%	3.14 (1.81, 5.45)	2004	
Iida 2007	87	226	338	1337	14.4%	1.85 (1.38, 2.48)	2007	
Leroy 2008	138	330	165	654	15.3%	2.13 (1.61, 2.82)	2008	
Hanioka 2008	112	245	60	234	9.9%	2.44 (1.66, 3.59)	2008	
Tanaka 2009	183	731	206	1159	19.6%	1.54 (1.23, 1.93)	2009	
合計 (95%信頼区間)		3693		5937	100.0%	2.03 (1.76, 2.33)		

総イベント数　1221　　1256

異質性：　　Tau^2 = 0.01; Chi^2 = 9.71, df = 6 (P < 0.14); I^2 = 38%

統合効果の検定：Z = 9.91 (P < 0.00001)

**図9　子どもの乳歯齲蝕の2次喫煙曝露によるランダム効果モデルによる統合オッズ比
のフォレストプロット**

は，1.2-2.2 の比較的幅が狭い範囲のオッズ比を示した．永久歯のオッズ比は乳歯より幾分低かった．ランダム効果モデルによって推定された 15,994 人の2次喫煙曝露の子どもと 28,237 人の非曝露の子どものプールされた永久歯齲蝕のオッズ比

研究または サブグループ	タバコ 使用(+) イベント数	対象 人数	タバコ 使用(−) イベント数	対象 人数	重み	オッズ比 M-H, ランダム, 95%信頼区間	年	オッズ比 M-H, ランダム, 95%信頼区間
Aligne 2003	165	1590	99	1340	13.1%	1.45 (1.12, 1.88)	2003	
Tanaka 2006	249	393	317	532	12.8%	1.17 (0.90, 1.53)	2006	
Ayo-Yusuf 2007	162	691	145	1182	13.7%	2.19 (1.71, 2.80)	2007	
Julihn 2009	1411	3261	4595	12277	20.7%	1.28 (1.18, 1.38)	2009	
Tanaka 2010	7318	8623	8080	10192	20.8%	1.47 (1.36, 1.58)	2010	
Ditmyer 2010	871	1436	1244	2714	18.8%	1.82 (1.60, 2.07)	2010	
合計 (95%信頼区間)		15994		28237	100.0%	1.52 (1.31, 1.76)		

総イベント数　　10176　　　14480
異質性：　　　Tau^2 = 0.03; Chi^2 = 35.30, df = 5 (P < 0.00001); I^2 = 86%
統合効果の検定：　Z = 5.54 (P < 0.00001)

0.2　　0.5　　1　　2　　5
タバコ使用(−)　タバコ使用(+)

**図10　永久歯齲蝕の2次喫煙曝露によるランダム効果モデルによる統合オッズ比の
フォレストプロット**

は 1.52（95％信頼区間：1.31-1.76）だった．研究間での有意な異質性が認められ，P 値は＜0.001 で I^{2}は 86％だった．

3.2.4.　歯の喪失

採用された研究の特徴は，これまでの研究で説明されている（Hanioka, 2011b）．それによると，15件の研究の中で，7件は日本からで，他の5件は米国からの報告であった．失われた歯は年齢とともに累積する性質があるため，歯の喪失の定義は調査された対象の年齢群によって異なっていた．

歯の喪失の現在喫煙と非喫煙のオッズ比のメタアナリシスの結果を**図11**に示す．ランダム効果モデル分析のフォレストプロットもまた，1.0-3.1 の比較的幅広い範囲のオッズ比を示した．ランダム効果モデルによって推定された 7,038 人の現在喫煙者と 28,027 人の非喫煙者のプールされた歯の喪失のオッズ比は 1.50（95％信頼区間：1.25-1.81）だった．研究間での有意な異質性が認められ，P 値は＜0.001 で I^{2}は 81％だった．

3.2.5.　口腔微生物への影響

2008 年以降の歯周病原細菌，齲蝕原性細菌，ヒトパピローマウイルスのタバコ曝露の効果についての文献数は，それぞれ，27件，4件，3件であった．

分子・遺伝要因が健康影響の説明のために調査され[56]，タバコ使用の歯周病への影響は研究が進められている[57]．タバコ抽出物とニコチンの使用で，タバコは歯周の細菌叢の病原性を補強し免疫応答を減少させることが判明した[58-64]．

研究または サブグループ	タバコ 使用(＋) イベント 数	対象 人数	タバコ 使用(－) イベント 数	対象 人数	重み	オッズ比 M-H, ランダム, 95%信頼区間	年	オッズ比 M-H, ランダム, 95%信頼区間
Hanioka 2007b	344	922	928	2502	14.6%	1.01 (0.86, 1.18)		
Klein 2004	264	286	1100	1384	8.3%	3.10 (1.97, 4.88)	2004	
Tanaka 2005	60	184	159	697	10.2%	1.64 (1.15, 2.34)	2005	
Okamoto 2006	95	625	29	323	8.5%	1.82 (1.17, 2.82)	2006	
Dietrich 2007	1365	3765	5525	20397	15.9%	1.53 (1.42, 1.65)	2007	
Hanioka 2007a	82	415	222	1366	11.9%	1.27 (0.96, 1.68)	2007	
Ojima 2007	158	389	236	847	12.5%	1.77 (1.38, 2.28)	2007	
Yanagisawa 2009	53	135	46	161	7.7%	1.62 (0.99, 2.63)	2009	
Yanagisawa 2010	83	317	87	250	10.4%	1.07 (0.76, 1.52)	2010	
合計 (95%信頼区間)		7038		28027	100.0%	1.50 (1.25, 1.81)		

総イベント数　2504　　　　8332
異質性：　　Tau^2 = 0.06; Chi^2 = 41.33, df = 8 (P < 0.00001); I^2 = 81%
統合効果の検定：Z = 4.30 (P < 0.0001)

図 11　歯の喪失の喫煙によるランダム効果モデルによる統合オッズ比のフォレストプ
　　　　ロット

16SrRNA 遺伝子基盤のピロシーケンシング法の適用により，喫煙は歯肉縁下の生態系を構造的および機能的に回復力を低下させることが明らかになった[65-77]．また歯周治療を受療中の喫煙は，歯周の生態系の回復を障害する[65,66,69,78]．

　ニコチンの齲蝕原性細菌はマトリックスの産生を増強しプラーク中の酸の希釈を障害させ，次いで，歯の表面の硬いエナメル質の構造破壊を増加させる[79-82]．ヒトパピローマウイルスは口腔粘膜病変の有意なリスクであり喫煙者では非喫煙者よりも検出頻度が高かった[83-85]．

4　考察

4.1.　主要な知見

　本研究では，タバコの使用の口腔の健康への包括的な分析を行い，明確に，タバコ使用と口腔疾患の因果関係を量的に確認し，質的に実証されていた口腔組織破壊を確認した．推定リスクは口腔疾患ごとに異なっていた．口腔癌および白板症との関係は最も強かった．

　歯周病と齲蝕をあわせた関係の強度は口腔粘膜の関係より小さかったが，関係性が有意であったという点は，これらの疾患の有病率が高いという理由から，特に重要である．さらに，歯の喪失は日常の生活に負の影響を及ぼす．なぜなら，こうした損失の蓄積は，咀嚼や会話といった重要な機能を障害するからである．

今回の分析では，2次喫煙曝露の効果指標が量的にも確認された．口腔へのタバコ煙の曝露は，さまざまな年齢層への効果指標という点で，深刻な影響をもたらしている．なぜなら，乳歯および永久歯の齲蝕と有意に関連しているからである．

歯周病原菌，齲蝕原性細菌，ヒトパピローマウイルスといった口腔微生物のタバコ煙曝露による病原性への新しい知見は，タバコの煙の口腔微生物への効果をさらに明確にしていくべきであるが，歯科診療の場での特異的な役割を加速するであろう．

口腔癌と白板症といった口腔粘膜病変の因果関係が質的に確立しているが，このレビューではこうした口腔の疾患へのタバコ使用のリスクの量的なエビデンスを加えた．

燃焼と無煙タバコを含むさまざまな形態のタバコは口腔の健康に有害である．タバコは口腔微生物の病原性に影響を及ぼすため，2次喫煙曝露は乳歯および永久歯の齲蝕に関連する．

4.2．既存の分析の限界

重大な限界は，オッズ比を組み合わせた結果での異質性で，これは，研究間での共通する指数の欠如によるものと考えられる．さらに，潜在的な性別による結果の解釈の違いに対して考慮が必要である．

4.3．レビュープロセスの限界

このシステマティックレビューでは，議論を必要とするいくつかの限界がある．まず，検索されたすべての研究で方法論の質が評価されているわけではない．したがって，オッズ比の範囲が広い点は，部分的に選択された研究の方法論の質の変動によるものかもしれない．第2に，時間と研究資金の制限により，英語以外の言語の論文は含まれていないため，タバコ使用と口腔疾患の関係の程度を低く見積もっているかもしれない．

4.4．研究の推奨

この種の関連性の強さに関する包括的で定量的な評価には，標準化された方法論の使用が強く推奨されるべきである．

5　文　献

1) U.S. Department of Health and Human Services. The health consequences of smoking. A

report of the Surgeon General. Rockville, MD : USDHHS, Public Health Service, Office of the Surgeon General ; 2004.

2) Hanioka T, Ojima M, Tanaka K, Yamamoto M. Does secondhand smoke affect the development of dental caries in children? A systematic review. International Journal of Environmental Research and Public Health. 2011 ; 8 (5) : 1503-19.

3) Hanioka T, Ojima M, Tanaka K, Matsuo K, Sato F, Tanaka H. Causal assessment of smoking and tooth loss : a systematic review of observational studies. BMC Public Health. 2011 ; 11 : 221.

4) Muscat JE, Richie JP, Jr., Thompson S, Wynder EL. Gender differences in smoking and risk for oral cancer. Cancer Research. 1996 ; 56 (22) : 5192-7.

5) De Stefani E, Boffetta P, Oreggia F, Mendilaharsu M, Deneo-Pellegrini H. Smoking patterns and cancer of the oral cavity and pharynx : a case-control study in Uruguay. Oral Oncology. 1998 ; 34 (5) : 340-6.

6) Schildt EB, Eriksson M, Hardell L, Magnuson A. Oral snuff, smoking habits and alcohol consumption in relation to oral cancer in a Swedish case-control study. International Journal of Cancer, Journal International du Cancer. 1998 ; 77 (3) : 341-6.

7) Wasnik KS, Ughade SN, Zodpey SP, Ingole DL. Tobacco consumption practices and risk of oropharyngeal cancer : a case-control study in Central India. The Southeast Asian Journal of Tropical Medicine and Public Health. 1998 ; 29 (4) : 827-34.

8) Franceschi S, Levi F, La Vecchia C, Conti E, Dal Maso L, Barzan L, et al. Comparison of the effect of smoking and alcohol drinking between oral and pharyngeal cancer. International Journal of Cancer, Journal International du Cancer. 1999 ; 83 (1) : 1-4.

9) Rao DN, Desai PB, Ganesh B. Alcohol as an additional risk factor in laryngopharyngeal cancer in Mumbai--a case-control study. Cancer Detection and Prevention. 1999 ; 23 (1) : 37-44.

10) Dikshit RP, Kanhere S. Tobacco habits and risk of lung, oropharyngeal and oral cavity cancer : a population-based case-control study in Bhopal, India. International Journal of Epidemiology. 2000 ; 29 (4) : 609-14.

11) Merchant A, Husain SS, Hosain M, Fikree FF, Pitiphat W, Siddiqui AR, et al. Paan without tobacco : an independent risk factor for oral cancer. International Journal of Cancer, Journal International du Cancer. 2000 ; 86 (1) : 128-31.

12) Chen C, Ricks S, Doody DR, Fitzgibbons ED, Porter PL, Schwartz SM. N-Acetyltransferase 2 polymorphisms, cigarette smoking and alcohol consumption, and oral squamous cell cancer risk. Carcinogenesis. 2001 ; 22 (12) : 1993-9.

13) Balaram P, Sridhar H, Rajkumar T, Vaccarella S, Herrero R, Nandakumar A, et al. Oral cancer in southern India : the influence of smoking, drinking, paan-chewing and oral hygiene. International Journal of Cancer, Journal International du Cancer. 2002 ; 98 (3) : 440-5.

14) Topcu Z, Chiba I, Fujieda M, Shibata T, Ariyoshi N, Yamazaki H, et al. CYP2A6 gene

deletion reduces oral cancer risk in betel quid chewers in Sri Lanka. Carcinogenesis. 2002；23（4）：595-8.

15）Nieto A, Sanchez MJ, Martinez C, Castellsague X, Quintana MJ, Bosch X, et al. Lifetime body mass index and risk of oral cavity and oropharyngeal cancer by smoking and drinking habits. British Journal of Cancer. 2003；89（9）：1667-71.

16）Znaor A, Brennan P, Gajalakshmi V, Mathew A, Shanta V, Varghese C, et al. Independent and combined effects of tobacco smoking, chewing and alcohol drinking on the risk of oral, pharyngeal and esophageal cancers in Indian men. International Journal of Cancer, Journal International du Cancer. 2003；105（5）：681-6.

17）Luo J, Ye W, Zendehdel K, Adami J, Adami HO, Boffetta P, et al. Oral use of Swedish moist snuff（snus）and risk for cancer of the mouth, lung, and pancreas in male construction workers：a retrospective cohort study. Lancet（London, England）. 2007；369（9578）：2015-20.

18）Ide R, Mizoue T, Fujino Y, Hoshiyama Y, Sakata K, Tamakoshi A, et al. Cigarette smoking, alcohol drinking, and oral and pharyngeal cancer mortality in Japan. Oral Diseases. 2008；14（4）：314-9.

19）Pintos J, Black MJ, Sadeghi N, Ghadirian P, Zeitouni AG, Viscidi RP, et al. Human papillomavirus infection and oral cancer：a case-control study in Montreal, Canada. Oral Oncology. 2008；44（3）：242-50.

20）Polesel J, Talamini R, La Vecchia C, Levi F, Barzan L, Serraino D, et al. Tobacco smoking and the risk of upper aero-digestive tract cancers：A reanalysis of case-control studies using spline models. International Journal of Cancer, Journal International du Cancer. 2008；122（10）：2398-402.

21）Sadetzki S, Oberman B, Mandelzweig L, Chetrit A, Ben-Tal T, Jarus-Hakak A, et al. Smoking and risk of parotid gland tumors：a nationwide case-control study. Cancer. 2008；112（9）：1974-82.

22）Thomas SJ, Harris R, Ness AR, Taulo J, Maclennan R, Howes N, et al. Betel quid not containing tobacco and oral leukoplakia：a report on a cross-sectional study in Papua New Guinea and a meta-analysis of current evidence. International Journal of Cancer, Journal International du Cancer. 2008；123（8）：1871-6.

23）Lee YC, Marron M, Benhamou S, Bouchardy C, Ahrens W, Pohlabeln H, et al. Active and involuntary tobacco smoking and upper aero-digestive tract cancer risks in a multicenter case-control study. Cancer Epidemiology, Biomarkers & Prevention：a publication of the American Association for Cancer Research, cosponsored by the American Society of Preventive Oncology. 2009；18（12）：3353-61.

24）Tsai MH, Tseng HC, Liu CS, Chang CL, Tsai CW, Tsou YA, et al. Interaction of Exo1 genotypes and smoking habit in oral cancer in Taiwan. Oral Oncology. 2009；45（9）：e90-4.

25）Amarasinghe HK, Usgodaarachchi US, Johnson NW, Lalloo R, Warnakulasuriya S.

Betelquid chewing with or without tobacco is a major risk factor for oral potentially malignant disorders in Sri Lanka : a case-control study. Oral Oncology. 2010 ; 46 (4) : 297-301.

26) Lin WJ, Jiang RS, Wu SH, Chen FJ, Liu SA. Smoking, alcohol, and betel quid and oral cancer : a prospective cohort study. Journal of Oncology. 2011 ; 2011 : 525976.

27) Santos SS, Koifman RJ, Ferreira RM, Diniz LF, Brennan P, Boffetta P, et al. SULT1A1 genetic polymorphisms and the association between smoking and oral cancer in a case-control study in Brazil. Frontiers in Oncology. 2012 ; 2 : 183.

28) Azarpaykan A, Madani AH, Dikshit M, Bhaduri D, Aghamolaei T. Interaction between Active Smoking and Alcohol Consumption on Oral Cancer : A Case-Control Study. TEKSTIL JOURNAL. 2013 ; 62 (2) : 83-7.

29) Henley SJ, Thun MJ, Connell C, Calle EE. Two large prospective studies of mortality among men who use snuff or chewing tobacco (United States). Cancer Causes & Control : CCC. 2005 ; 16 (4) : 347-58.

30) Al-Habashneh R, Al-Omari MA, Taani DQ. Smoking and caries experience in subjects with various form of periodontal diseases from a teaching hospital clinic. International Journal of Dental Hygiene. 2009 ; 7 (1) : 55-61.

31) Chiou LJ, Yang YH, Hung HC, Tsai CC, Shieh TY, Wu YM, et al. The association of psychosocial factors and smoking with periodontal health in a community population. Journal of Periodontal Research. 2010 ; 45 (1) : 16-22.

32) Do LG, Slade GD, Roberts-Thomson KF, Sanders AE. Smoking-attributable periodontal disease in the Australian adult population. Journal of Clinical Periodontology. 2008 ; 35 (5) : 398-404.

33) Nibali L, Parkar M, D'Aiuto F, Suvan JE, Brett PM, Griffiths GS, et al. Vitamin D receptor polymorphism (-1056 Taq-I) interacts with smoking for the presence and progression of periodontitis. Journal of Clinical Periodontology. 2008 ; 35 (7) : 561-7.

34) Parmar G, Sangwan P, Vashi P, Kulkarni P, Kumar S. Effect of chewing a mixture of areca nut and tobacco on periodontal tissues and oral hygiene status. Journal of Oral Science. 2008 ; 50 (1) : 57-62.

35) Iida H, Kumar JV, Kopycka-Kedzierawski DT, Billings RJ. Effect of tobacco smoke on the oral health of U.S. women of childbearing age. Journal of Public Health Dentistry. 2009 ; 69 (4) : 231-41.

36) Julihn A, Ekbom A, Modeer T. Maternal overweight and smoking : prenatal risk factors for caries development in offspring during the teenage period. European Journal of Epidemiology. 2009 ; 24 (12) : 753-62.

37) Williams SA, Kwan SY, Parsons S. Parental smoking practices and caries experience in preschool children. Caries Research. 2000 ; 34 (2) : 117-22.

38) Aligne CA, Moss ME, Auinger P, Weitzman M. Association of pediatric dental caries with passive smoking. JAMA. 2003 ; 289 (10) : 1258-64.

39) Shenkin JD, Broffitt B, Levy SM, Warren JJ. The association between environmental tobacco smoke and primary tooth caries. Journal of Public Health Dentistry. 2004 ; 64 (3) : 184-6.

40) Tanaka K, Hanioka T, Miyake Y, Ojima M, Aoyama H. Association of smoking in household and dental caries in Japan. Journal of Public Health Dentistry. 2006 ; 66 (4) : 279-81.

41) Ayo-Yusuf OA, Reddy PS, van Wyk PJ, van den Borne BW. Household smoking as a risk indicator for caries in adolescents' permanent teeth. The Journal of Adolescent Health : official publication of the Society for Adolescent Medicine. 2007 ; 41 (3) : 309-11.

42) Iida H, Auinger P, Billings RJ, Weitzman M. Association between infant breastfeeding and early childhood caries in the United States. Pediatrics. 2007 ; 120 (4) : e944-52.

43) Hanioka T, Nakamura E, Ojima M, Tanaka K, Aoyama H. Dental caries in 3-year-old children and smoking status of parents. Paediatric and Perinatal Epidemiology. 2008 ; 22 (6) : 546-50.

44) Leroy R, Hoppenbrouwers K, Jara A, Declerck D. Parental smoking behavior and caries experience in preschool children. Community Dentistry and Oral Epidemiology. 2008 ; 36 (3) : 249-57.

45) Tanaka K, Miyake Y, Sasaki S. The effect of maternal smoking during pregnancy and postnatal household smoking on dental caries in young children. The Journal of Pediatrics. 2009 ; 155 (3) : 410-5.

46) Ditmyer M, Dounis G, Mobley C, Schwarz E. A case-control study of determinants for high and low dental caries prevalence in Nevada youth. BMC Oral Health. 2010 ; 10 : 24.

47) Tanaka K, Miyake Y, Arakawa M, Sasaki S, Ohya Y. Household smoking and dental caries in schoolchildren : the Ryukyus Child Health Study. BMC Public Health. 2010 ; 10 : 335.

48) Okamoto Y, Tsuboi S, Suzuki S, Nakagaki H, Ogura Y, Maeda K, et al. Effects of smoking and drinking habits on the incidence of periodontal disease and tooth loss among Japanese males : a 4-yr longitudinal study. Journal of Periodontal Research. 2006 ; 41 (6) : 560-6.

49) Dietrich T, Maserejian NN, Joshipura KJ, Krall EA, Garcia RI. Tobacco use and incidence of tooth loss among US male health professionals. Journal of Dental Research. 2007 ; 86 (4) : 373-7.

50) Klein BE, Klein R, Knudtson MD. Life-style correlates of tooth loss in an adult Midwestern population. Journal of Public Health Dentistry. 2004 ; 64 (3) : 145-50.

51) Tanaka K, Miyake Y, Sasaki S, Ohya Y, Miyamoto S, Matsunaga I, et al. Active and passive smoking and tooth loss in Japanese women : baseline data from the Osaka maternal and child health study. Annals of Epidemiology. 2005 ; 15 (5) : 358-64.

52) Hanioka T, Ojima M, Tanaka K, Aoyama H. Relationship between smoking status and tooth loss : findings from national databases in Japan. Journal of Epidemiology/Japan Epidemiological Association. 2007 ; 17 (4) : 125-32.

53) Hanioka T, Ojima M, Tanaka K, Aoyama H. Association of total tooth loss with smoking, drinking alcohol and nutrition in elderly Japanese : analysis of national database. Gerodontology. 2007 ; 24 (2) : 87-92.

54) Ojima M, Hanioka T, Tanaka K, Aoyama H. Cigarette smoking and tooth loss experience among young adults : a national record linkage study. BMC Public Health. 2007 ; 7 : 313.

56) Ojima M, Hanioka T. Destructive effects of smoking on molecular and genetic factors of periodontal disease. Tobacco Induced Diseases. 2010 ; 8 : 4.

57) Brook I. The impact of smoking on oral and nasopharyngeal bacterial flora. Journal of Dental Research. 2011 ; 90 (6) : 704-10.

58) Bagaitkar J, Williams LR, Renaud DE, Bemakanakere MR, Martin M, Scott DA, et al. Tobacco-induced alterations to Porphyromonas gingivalis-host interactions. Environmental Microbiology. 2009 ; 11 (5) : 1242-53.

59) Zhang W, Song F, Windsor LJ. Effects of tobacco and P. gingivalis on gingival fibroblasts. Journal of Dental Research. 2010 ; 89 (5) : 527-31.

60) Bagaitkar J, Demuth DR, Daep CA, Renaud DE, Pierce DL, Scott DA. Tobacco upregulates P. gingivalis fimbrial proteins which induce TLR2 hyposensitivity. PLOS ONE. 2010 ; 5 (5) : e9323.

61) Bagaitkar J, Daep CA, Patel CK, Renaud DE, Demuth DR, Scott DA. Tobacco smoke augments Porphyromonas gingivalis-Streptococcus gordonii biofilm formation. PLOS ONE. 2011 ; 6 (11) : e27386.

62) Yanagita M, Mori K, Kobayashi R, Kojima Y, Kubota M, Miki K, et al. Immunomodulation of dendritic cells differentiated in the presence of nicotine with lipopolysaccharide from Porphyromonas gingivalis. European Journal of Oral Sciences. 2012 ; 120 (5) : 408-14.

63) Huang R, Li M, Ye M, Yang K, Xu X, Gregory RL. Effects of Nicotine on Streptococcus gordonii Growth, Biofilm Formation, and Cell Aggregation. Applied and Environmental Microbiology. 2014 ; 80 (23) : 7212-8.

64) Imamura K, Kokubu E, Kita D, Ota K, Ishihara K, Saito A. Cigarette smoke condensate modulates migration of human gingival epithelial cells and their interactions with Porphyromonas gingivalis. Journal of Periodontal Research. 2015 ; 50 (3) : 411-21.

65) Fullmer SC, Preshaw PM, Heasman PA, Kumar PS. Smoking cessation alters subgingival microbial recolonization. Journal of Dental Research. 2009 ; 88 (6) : 524-8.

66) Delima SL, McBride RK, Preshaw PM, Heasman PA, Kumar PS. Response of subgingival bacteria to smoking cessation. Journal of Clinical Microbiology. 2010 ; 48 (7) : 2344-9.

67) Shchipkova AY, Nagaraja HN, Kumar PS. Subgingival microbial profiles of smokers with periodontitis. Journal of Dental Research. 2010 ; 89 (11) : 1247-53.

68) Kumar PS, Matthews CR, Joshi V, de Jager M, Aspiras M. Tobacco smoking affects bacterial acquisition and colonization in oral biofilms. Infection and Immunity. 2011 ; 79 (11) : 4730-8.

69) Meulman T, Casarin RC, Peruzzo DC, Giorgetti AP, Barbagallo A, Casati MZ, et al. Impact

of supragingival therapy on subgingival microbial profile in smokers versus non-smokers with severe chronic periodontitis. Journal of Oral Microbiology. 2012 ; 4.

70) Bizzarro S, Loos BG, Laine ML, Crielaard W, Zaura E. Subgingival microbiome in smokers and non-smokers in periodontitis : an exploratory study using traditional targeted techniques and a next-generation sequencing. Journal of Clinical Periodontology. 2013 ; 40 (5) : 483-92.

71) Matthews CR, Joshi V, de Jager M, Aspiras M, Kumar PS. Host-bacterial interactions during induction and resolution of experimental gingivitis in current smokers. Journal of Periodontology. 2013 ; 84 (1) : 32-40.

72) Ge X, Rodriguez R, Trinh M, Gunsolley J, Xu P. Oral microbiome of deep and shallow dental pockets in chronic periodontitis. PLOS ONE. 2013 ; 8 (6) : e65520.

73) Guglielmetti MR, Rosa EF, Lourencao DS, Inoue G, Gomes EF, De Micheli G, et al. Detection and quantification of periodontal pathogens in smokers and never-smokers with chronic periodontitis by real-time polymerase chain reaction. Journal of Periodontology. 2014 ; 85 (10) : 1450-7.

74) Mason MR, Preshaw PM, Nagaraja HN, Dabdoub SM, Rahman A, Kumar PS. The subgingival microbiome of clinically healthy current and never smokers. The ISME Journal. 2015 ; 9 (1) : 268-72.

75) Joshi V, Matthews C, Aspiras M, de Jager M, Ward M, Kumar P. Smoking decreases structural and functional resilience in the subgingival ecosystem. Journal of Clinical Periodontology. 2014 ; 41 (11) : 1037-47.

76) Zeller I, Hutcherson JA, Lamont RJ, Demuth DR, Gumus P, Nizam N, et al. Altered antigenic profiling and infectivity of Porphyromonas gingivalis in smokers and non-smokers with periodontitis. Journal of Periodontology. 2014 ; 85 (6) : 837-44.

77) Moon JH, Lee JH, Lee JY. Subgingival microbiome in smokers and non-smokers in Korean chronic periodontitis patients. Molecular Oral Microbiology. 2015 ; 30 (3) : 227-41.

78) Feres M, Bernal M, Matarazzo F, Faveri M, Duarte PM, Figueiredo LC. Subgingival bacterial recolonization after scaling and root planing in smokers with chronic periodontitis. Australian Dental Journal. 2015 ; 60 (2) : 225-32.

79) Zonuz AT, Rahmati A, Mortazavi H, Khashabi E, Farahani RM. Effect of cigarette smoke exposure on the growth of Streptococcus mutans and Streptococcus sanguis : an in vitro study. Nicotine & Tobacco Research : official journal of the Society for Research on Nicotine and Tobacco. 2008 ; 10 (1) : 63-7.

80) Fujinami Y, Nakano K, Ueda O, Ara T, Hattori T, Kawakami T, et al. Dental caries area of rat molar expanded by cigarette smoke exposure. Caries Research. 2011 ; 45 (6) : 561-7.

81) Huang R, Li M, Gregory RL. Effect of nicotine on growth and metabolism of Streptococcus mutans. European Journal of Oral Sciences. 2012 ; 120 (4) : 319-25.

82）Huang R, Li M, Gregory RL. Nicotine promotes Streptococcus mutans extracellular poly-saccharide synthesis, cell aggregation and overall lactate dehydrogenase activity. Archives of Oral Biology. 2015；60（8）：1083-90.

83）Wei L, Griego AM, Chu M, Ozbun MA. Tobacco exposure results in increased E6 and E7 oncogene expression, DNA damage and mutation rates in cells maintaining episomal human papillomavirus 16 genomes. Carcinogenesis. 2014；35（10）：2373-81.

84）Fakhry C, Gillison ML, D'Souza G. Tobacco use and oral HPV-16 infection. JAMA. 2014；312（14）：1465-7.

85）Sikka S, Sikka P. Association of Human Papilloma Virus 16 Infection and p53 Polymor-phism among Tobacco using Oral Leukoplakia Patients：A Clinicopathologic and Geno-typic Study. International Journal of Preventive Medicine. 2014；5（4）：430-8.

（訳注：原書では文献 55）が抜けているが，本書でも文献番号はずらさず原書通りの番号とした）

Part II

口腔保健アウトカムに対する禁煙の潜在的効果：
システマティックレビュー

1 はじめに

　禁煙を希望する患者への支援は，歯科口腔の日常臨床において不可欠なものでなければならない．患者は禁煙後に口腔と全身における短期および長期の効果を確認する．口腔保健のために，多くの研究において，禁煙が口腔疾患の治療アウトカムの比較的速い改善と関連することが明らかにされているが[1]，口腔保健アウトカムに対する禁煙効果の包括的かつ定量的な評価は行われていない．そこでわれわれは，禁煙が口腔保健アウトカムを改善するかどうかを評価するためにシステマティックレビューを実施した．その結果が励みとなるものであれば，より多くの歯科口腔の専門家が，日常業務の一環として患者の禁煙を支援するようになるかもしれない．

2 システマティックレビューの方法

2.1. 文献の選択

　採用基準に合致した禁煙と口腔保健に関するすべての英語研究論文をレビューすることとした．関連論文を選定するために，1996年から2015年に発表された英文をPubMed（MEDLINE）で系統的に検索した．Medical Subject Headings（MeSH）のキーワードは，"tobacco use cessation（タバコ使用停止）"，"smoking cessation（禁煙）"，"oral hygiene（口腔衛生）"，"oral health（口腔保健）"，"mouth diseases（口の疾患）"，"tooth loss（歯の喪失）"and"tooth diseases（歯の疾患）"とした．これらの用語はGoogle scholarでもタイトルで検索した．論文の文献リストと総説を調べ，追加論文を選定した．選定された文献は，タイトルあるいは要約により関連性があるかどうかをさらに精査した．収集した全文については，採用基準（下記参照）に基づいてスクリーニングを行った．2名の異なる査読者が最初に採用された論文からデータを抽出した．

2.2. 採用基準

青少年と成人の縦断研究（ランダム化比較試験とコホート研究）の論文について，下記の採用基準に合致するかどうかを調べた.

―観察期間においてタバコ使用を継続している者と中止した者についてのデータが報告されている.

―臨床あるいは地域において，禁煙前，禁煙後あるいはベースラインから少なくとも3カ月後に口腔保健についての評価をしている.

―オンラインあるいは紙媒体の全文が入手可能である.

選択されたすべての文献は，研究デザイン，標本サイズ，対象者（性，年齢，住民あるいは代表集団の国），曝露の種類，介入，効果の測定（フォローアップの期間，禁煙の定義，口腔保健アウトカム）の情報を含むものとした.

2.3. 定義

タバコの使用は，本人あるいは家族が申告した喫煙，噛みタバコ，嗅ぎタバコの使用とした．能動喫煙の自己申告については，生化学的に検証している方法を最良と定義して，ニコチン置換療法を用いていなければ，呼気中一酸化炭素濃度が8 ppm，唾液中コチニン濃度が15 ng/mL，尿中コチニン濃度が50 ng/mL を超える場合とした.

禁煙あるいはタバコの使用中止は，自己申告による継続状況，1時点における中止の状況とタイプ（すべてのタバコか，無煙タバコのみか）と定義した．自己申告の禁煙の生化学的な検証は必須ではないが，記録があり可能な場合は用いた.

口腔保健アウトカムの測定は，臨床的，放射線学的，組織学的な診断とした．死亡率の研究については，死亡診断書によるもの，診療録，家族からの報告を情報源として採用した.

2.4. データの収集と分析

文献は電子的またはマニュアルで検索した．スクリーニングはタイトル，要約，キーワードにより行った．独立した2名の査読者が全文を精読して，文献の適格性を判定するためのスクリーニングを行った．スクリーニングのプロセス，エビデンスの統合，統計解析は，コクラン共同計画ハンドブック（Cochrane Collaboration Handbook）のシステムに従って，コクランレビューの準備や維持に用いられるソフトウェアである Review Manager（RevMan 5.3, Cochrane, Informatics and Knowledge Management Department：情報ナレッジマネジメント部門）を用いてすべて行った．可能な場合は，サブグループかつまたは感度分析

を実施した.

<h1>3 結果</h1>

3.1. 文献数

電子的あるいはマニュアルでの検索により 385 の文献が抽出された（**図 12**）.タイトルと要約による一次スクリーニングでは，要約の精査のための 117 の関連文献が選定された．レビューした研究のうち，禁煙の口腔保健に対する潜在的効果のアウトカムが報告されていたのは 12 件であった[2-13]．付録 4 に選択された研究の概要を記述した．残りの 105 件は除外した．

メタアナリシスのために選択した研究のうち，9 件がメタアナリシスに利用可能であった[2-4,6-10,12]．6 件はオッズ比を用いたメタアナリシスに利用可能であった[2-4,6,9,12]．平均と標準偏差を算出した 6 件のうち，部位ベースのデータを示す 2件[6,13]と 4 件は，平均値の差を用いたメタアナリシスに適していた[4,7,8,10]．

しかし，これら 4 件からは共通の測定値が得られなかった．そのため，3 件[4,7,10]については歯周ポケットの深さの減少のデータを，2 件についてはアタッチメントの獲得のデータを用いて，平均値の差の感度分析を行った．

3.2. タバコ使用中止の効果

オッズ比の分析をした 6 件のうち，2 件は日本からの報告で喪失歯数を評価していた．歯周状態の変化を評価していた 3 件は，米国，スウェーデン，ニュージーランドからの報告であった．デンマークからの 1 件の報告は，口腔悪性病変の外科的切除後の新しい病変あるいは悪性腫瘍のリスクを評価していた.

前喫煙者（禁煙者）と現在喫煙者におけるタバコ使用の中止のオッズ比を用いたメタアナリシスの結果を**図 13** に示す．口腔保健に対する禁煙の効果を，ランダム効果モデルを用いて分析した結果，フォレストプロットは比較的広い範囲のオッズ比 0.1-0.8 を示した．ランダム効果モデルを用いて推定された 823 人の禁煙者と 661 人の現在喫煙者の統合オッズ比は 0.26（95％信頼区間：0.10-0.68）であった．研究間には有意な異質性が認められた（P 値＜0.001，$I^2 = 85$％）.

禁煙者と現在喫煙者の歯周ポケット深さの平均値の差についてのメタアナリシスの結果を**図 14** に示す．ランダム効果モデルを用いて分析した結果，歯周ポケットの深さの有意な減少がみられた．ランダム効果モデルを用いて推定された202 人の禁煙者と 191 人の現在喫煙者の統合平均値の差は 0.36 mm（95％信頼区間：0.27-0.44）であった．研究間には有意な異質性が認められた（P 値＜0.001，$I^2 = 87$％）.

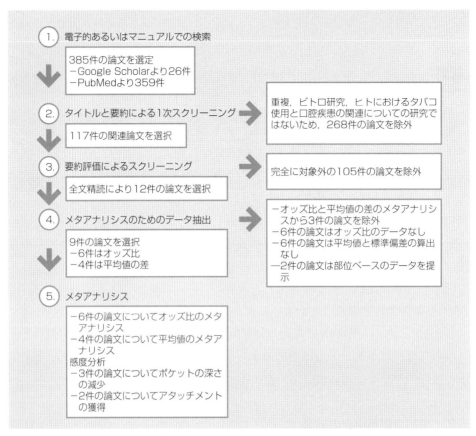

図12 禁煙効果のレビュープロセスのフロー

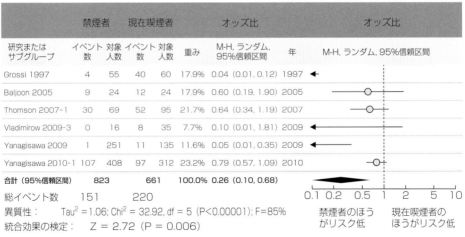

図13 ランダム効果モデルにより算出した統合オッズ比を用いた口腔保健の禁煙オッズ比のフォレストプロット

研究または サブグループ	禁煙者			現在喫煙者			重み	平均値の差 IV, ランダム, 95%信頼区間	平均値の差 IV, ランダム, 95%信頼区間
	平均値	標準偏差	対象人数	平均値	標準偏差	対象人数			
Grossi 1997-3	1.7	0.1	55	1.3	0.1	60	46.8%	0.40 (0.36, 0.44)	
Preshaw 2005-3	1.57	0.52	10	1.12	0.35	10	4.3%	0.45 (0.06, 0.84)	
Ryder 1999-11	1.75	0.1	137	1.44	0.11	121	49.0%	0.31 (0.28, 0.34)	
統合平均値の差 (95%信頼区間)		202			191		100.0%	0.36 (0.27, 0.44)	

異質性： Tau^2 = 0.00; Chi^2 = 15.84, df = 2 (P < 0.0004); I^2 = 87%
統合効果の検定： Z = 8.36 (P < 0.00001)

現在喫煙者の ほうがより改善 ← → 禁煙者のほう がより改善

図14 ランダム効果モデルにより算出した前喫煙者（禁煙者）と現在喫煙者のポケットの深さにおける統合平均値の差のフォレストプロット

研究または サブグループ	禁煙者			現在喫煙者			重み	平均値の差 IV, ランダム, 95%信頼区間	平均値の差 IV, ランダム, 95%信頼区間
	平均値	標準偏差	対象人数	平均値	標準偏差	対象人数			
Grossi 1997-4	1.6	0.1	55	1.3	0.1	60	44.2%	0.30 (0.26, 0.34)	
Ryder 1999-05	0.99	0.12	137	0.72	0.13	121	55.8%	0.27 (0.24, 0.30)	
統合平均値の差 (95%信頼区間)		192			181		100.0%	0.28 (0.25, 0.31)	

異質性： Tau^2 = 0.00; Chi^2 = 1.52, df = 1 (P < 0.22); I^2 = 34%
統合効果の検定： Z = 19.01 (P < 0.00001)

現在喫煙者の ほうがより改善 ← → 禁煙者のほう がより改善

図15 ランダム効果モデルを用いて算出した前喫煙者（禁煙者）と現在喫煙者の臨床アタッチメントレベルにおける統合平均値の差のフォレストプロット

　前喫煙者（禁煙者）と現在喫煙者の臨床アタッチメントレベルの平均値の差についてのメタアナリシスの結果を図15に示す．ランダム効果モデルを用いて分析した結果，アタッチメントレベルの有意な獲得がみられた．ランダム効果モデルを用いて推定された192人の禁煙者と181人の現在喫煙者の統合平均値の差は0.28 mm（95%信頼区間：0.25-0.31）であった．研究間には有意な異質性は認められなかった（P値＝0.22，I^2＝34%）．

4 考察

　口腔保健に対する禁煙の効果が定量的に確認された．今回の禁煙効果の定量的分析で示されたとおり，禁煙により口腔保健アウトカムは改善するかもしれない．禁煙の効果は，さまざまな種類の口腔保健，歯周疾患，歯の喪失や粘膜病変に対する効果の統合オッズ比に反映されている．禁煙効果における多様性は，口

腔保健の専門家が歯科の喫煙者だけでなく，受動喫煙の曝露の危険性がある非喫煙者にも働きかけることを促すであろう．

5 文　献

1）Preshaw PM, Heasman L, Stacey F, Steen N, McCracken GI, Heasman PA. The effect of quitting smoking on chronic periodontitis. J Clin Periodontol. 2005；32（8）：869-879.

2）Yanagisawa T, Marugame T, Ohara S, Inoue M, Tsugane S, Kawaguchi Y. Relationship of smoking and smoking cessation with number of teeth present：JPHC Oral Health Study*. Oral diseases. 2009；15（1）：69-75.

3）Yanagisawa T, Ueno M, Shinada K, Ohara S, Wright FA, Kawaguchi Y. Relationship of smoking and smoking cessation with oral health status in Japanese men. Journal of Periodontal Research. 2010；45（2）：277-83.

4）Grossi SG, Zambon J, Machtei EE, Schifferle R, Andreana S, Genco RJ, et al. Effects of smoking and smoking cessation on healing after mechanical periodontal therapy. Journal of the American Dental Association（1939）. 1997；128（5）：599-607.

5）Krall EA, Dawson-Hughes B, Garvey AJ, Garcia RI. Smoking, smoking cessation, and tooth loss. Journal of Dental Research. 1997；76（10）：1653-9.

6）Thomson WM, Broadbent JM, Welch D, Beck JD, Poulton R. Cigarette smoking and periodontal disease among 32-year-olds：a prospective study of a representative birth cohort. Journal of Clinical Periodontology. 2007；34（10）：828-34.

7）Ryder MI, Pons B, Adams D, Beiswanger B, Blanco V, Bogle G, et al. Effects of smoking on local delivery of controlled-release doxycycline as compared to scaling and root planing. Journal of Clinical Periodontology. 1999；26（10）：683-91.

8）Jansson L, Lavstedt S. Influence of smoking on marginal bone loss and tooth loss--a prospective study over 20 years. Journal of Clinical Periodontology. 2002；29（8）：750-6.

9）Baljoon M, Natto S, Bergstrom J. Long-term effect of smoking on vertical periodontal bone loss. Journal of Clinical Periodontology. 2005；32（7）：789-97.

10）Preshaw PM, Heasman L, Stacey F, Steen N, McCracken GI, Heasman PA. The effect of quitting smoking on chronic periodontitis. Journal of Clinical Periodontology. 2005；32（8）：869-79.

11）Krall EA, Dietrich T, Nunn ME, Garcia RI. Risk of tooth loss after cigarette smoking cessation. Preventing Chronic Disease. 2006；3（4）：A115.

12）Vladimirov BS, Schiodt M. The effect of quitting smoking on the risk of unfavorable events after surgical treatment of oral potentially malignant lesions. International Journal of Oral and Maxillofacial Surgery. 2009；38（11）：1188-93.

13）Rosa EF, Corraini P, de Carvalho VF, Inoue G, Gomes EF, Lotufo JP, et al. A prospective 12-month study of the effect of smoking cessation on periodontal clinical parameters. Journal of Clinical Periodontology. 2011；38（6）：562-71.

Part III

プライマリーケアにおける簡易禁煙支援を口腔保健プログラムに統合：政策提言

1 はじめに

　前の章で提示されたシステマティックレビューは，タバコの使用と口腔疾患は有害な関連性があることについて，タバコの直接使用と受動喫煙への曝露が口腔癌，歯周病，齲蝕，歯の喪失と関連している点から証明した．

　タバコの使用と口腔衛生の関連性の認識は，国家による口腔保健プログラムが臨床と地域の両レベルでタバココントロールを積極的に支援する必要性を提示している．

　この章では，プライマリーケアにおける口腔保健プログラムに簡易禁煙支援（簡単なアドバイス）を統合する可能性と利点を探る．その目的は次のとおりである．

- 口腔保健の専門家が，プライマリーケアにおいて喫煙者を特定し禁煙を支援するために何ができるかを説明する
- プライマリーケアにおける口腔保健専門家の日常業務の一環として，禁煙支援を口腔保健プログラムに統合するために必要な効果的なシステムの変更を提案する

1.1. WHO 口腔保健プログラムタバココントロール方針

　WHO 非感染性疾患予防部門（PND）内の専門プログラムの1つである国際口腔保健プログラムは，疾患予防と健康増進の新しい戦略に則って見直しを行った．（具体的には）国際的な口腔保健の促進と口腔疾患の予防の政策発展にさらなる重きを置き，PNDの他優先プログラムやWHOの他部門，外部協力者とともに効果的に運営を行うことを強調している[1]．

　WHOは口腔保健の推進をより広範な健康増進に統合するために，口腔保健プログラムに"共通リスクファクターアプローチ"を取り入れることを勧告している[2]．タバコの使用は口腔疾患と主要な非感染性疾患（NCDs）の共通リスクファクターであることから，国家の口腔保健プログラムがタバココントロールを

支援する論理的根拠を提供する.

　WHO 口腔保健プログラムのタバコに関する目標は，タバコの使用のリスクに対する認識を高め，あらゆるタイプのタバコの使用を回避しまた中止するように，口腔保健の専門家と口腔保健関連の組織が直接，適切にそして日常的に患者や一般市民に対して関わりをもつようにすることである[3]．WHO 口腔保健プログラムはさまざまな戦略を通じて，タバコに関する口腔疾患や有害な状態をコントロールすることを目的とする．WHO 内部では，WHO 禁煙イニシアチブ（TFI）との強力な協力関係を享受し，常に口腔保健関連プログラムを共有している．外部的には，WHO タバコ規制枠組み条約（WHO FCTC）の批准と実施を促進するために，国際および国内の口腔保健機関と協力して活動している．

　禁煙における口腔保健専門家の効果的な関与を促進することは，WHO 国際口腔保健プログラムが推奨するタバココントロールに関する優先事項の1つである[4]．したがって，国家の口腔保健プログラムでは，タバコを使用する患者を日常的に識別して治療が行われるべきであり，すべての口腔保健専門家は，特にプライマリーケアにおける日常業務の一環として，禁煙支援を口腔保健プログラムに統合することが求められる．

1.2. WHO 禁煙方針

　WHO FCTC 第14条に基づいて現在タバコ使用者の禁煙を支援することは，タバコ使用に関する自発的な世界目標を達成するための包括的タバコ規制パッケージの一環として WHO が推奨しており[5]，WHO 非感染性疾患予防管理国際行動計画（2013-2020）における若年者死亡率の目標でもある．他の人口レベルでのタバコ規制措置と相乗的に現在のタバコ使用者の禁煙を支援することは，短期的にはタバコの使用率（喫煙率），中期的にはタバコ関連の死亡と病気の有病率に大きな変化をもたらす強力な証拠がある．2020年までに成人のタバコ消費量が50%減少すれば，30年以内に世界のタバコ関連の死亡の約3分の1が回避できると推定される[6]．

　WHO 国際タバコ流行レポート 2015[7] によると，現在，世界人口のわずか15%しか包括的な禁煙サービスを利用できず，97カ国において限られた予算のなかでプライマリーケア施設の一部または多くで禁煙支援が提供されている．そのため，WHO 加盟国への禁煙支援や治療システムの確立・改善の技術支援が早急に必要である．

　WHO FCTC 第14条実施のためのガイドラインは，締約国が包括的な治療システムを開発するための第一歩として，簡易禁煙支援を既存の医療システムに統合することを推奨している．簡易禁煙支援は，国家の保健システムを通じてあら

ゆるレベルのサービス提供において行われるべきだが，特にプライマリーケアにおいて中心となる．（なぜなら）多くの国においてプライマリーケアにおけるサービスの提供価格は比較的低いため，多くのタバコ使用者に禁煙支援を行うことが可能になるからである．口腔保健専門家は，タバコ使用者，特に若者で"健康"である人を特定し，禁煙支援を行うことができる独特な立場にあるため，国家口腔保健プログラムは，プライマリーケアにおける簡易禁煙支援を統合する優先的な医療基盤を提供することができると考えられる[8]．

1.3. タバコ使用者を助ける口腔保健専門家の特異的な役割

口腔保健の専門家は，多くのタバコ使用者に接することができるので，禁煙を説得できる大きな可能性を秘めている．先進国では，年間 60%以上の喫煙者が歯科医または歯科衛生士に（口腔を）診てもらっている[9]．国際口腔保健レポート 2003[8]で強調されているように，口腔保健専門家がタバコ使用者の禁煙を支援するうえで重要な役割を果たすための倫理的，道徳的，実践的な理由は次の通りである：

- 口腔保健専門家は，タバコ使用による体の口腔咽頭部での悪影響を特に懸念する
- 口腔保健専門家は，一般的に子ども，若者，そして介護者と接触することができ，彼らにタバコをやめるか，または絶対に使わないように影響を与える機会を提供する
- 口腔保健専門家は，他の多くの医療従事者よりも多くの時間を患者と過ごすことができ，禁煙支援を診療に統合する機会を提供する
- 口腔保健専門家は，しばしば子どもを産む年代の女性を治療するので，タバコの使用が赤ちゃんへ及ぼし得る害について説明ができる
- 口腔保健専門家は，他の医療従事者と同様に喫煙者への効果的な禁煙支援ができる
- 口腔保健専門家は，タバコが口腔に及ぼす実際の影響を示すことによって，患者の禁煙への関心を高めることができる

2 禁煙を推進するために国家口腔保健プログラムは何をすべきか？

国家による口腔保健プログラムは，歯科/口腔患者が診断および治療される臨床現場と臨床現場の外の両方において禁煙を推進することができる．臨床現場においてタバコを使用するすべての口腔疾患患者を特定し，少なくとも簡易禁煙支援の提供を保証するために，国家による口腔保健プログラムは，口腔保健サービ

スを強化すべきである．臨床現場の外では，口腔保健の専門家 —個人とその専門家組織を通じて— は禁煙を推進して禁煙サービスの需要を増やすために，WHO FCTC の他の条項に含まれるタバコ規制措置の実施を積極的に支援することができる．

2.1. 口腔保健専門家は，プライマリーケアにおいてすべてのタバコ使用者に禁煙支援を日常的に提供すべきである

タバコ依存症のためのさまざまな効果的な治療法がある．これには，ヘルスケアの専門家によるタバコの使用を止めるための簡単なアドバイス（簡易禁煙支援），止めるためのより集中的な行動支援（個々に，グループまたは電話で），および薬理学的治療が含まれる．WHO FCTC 第 14 条のガイドラインに従い，WHO は口腔保健専門家に対し，少なくともプライマリーケアにおける日常業務の一環として，簡易禁煙支援を行うよう勧告している．

科学的エビデンスによれば，歯科医院または地域現場で行う口腔診査と合わせて口腔保健の専門家が行動カウンセリング（典型的な簡単なもの）を行うと，6 カ月もしくはそれ以上の時点で，タバコを止める率が 70%（確率比［OR］1.71，95％の信頼区間［CI］1.44-2.03）まで増加することが示唆されている[10]．

口腔保健従事者の日常業務の一環として，口腔疾患の患者の禁煙を助けるのにかかる時間はわずか 3 分から 5 分であり，それは実現可能で，効果的かつ効率的である．

図 16 のフローチャートは，5As と 5Rs モデルを使用して，3 分から 5 分の簡易禁煙支援を口腔疾患の患者にプライマリーケアにおいて提供できることを提示している．

すべての口腔保健従事者は，患者に対して受動喫煙の危険性を教育し，受動喫煙による曝露を防ぎ，子どもたちのためにスモークフリー（禁煙）の家庭を作るように患者を奨励すべきである．

2.1.1. 5As モデル すでに禁煙準備ができている患者の支援

簡易禁煙支援を提供するために，いくつかの構造化されたモデルが利用可能である．

5As と 5Rs は，プライマリーケアの簡易禁煙支援のために最も広く使用されている提供モデルである．

5As（質問，助言，評価，支援，調整）は，プライマリーケアで 3～5 分以内にタバコ使用者が禁煙を試みるのを助けるために口腔保健従事者ができるすべての活動をまとめたものである[11]．

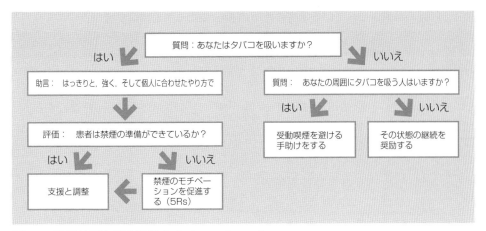

図16 簡易禁煙支援を提供するフローチャート

質問― 診療のたびに質問をして，すべてのタバコ使用者を体系的に特定する
助言― 禁煙する必要があることをすべてのタバコ使用者に助言する
評価― 禁煙を試みる準備ができているかどうかを評価する
支援― 患者の禁煙計画を支援するか，または専門家の支援に関する情報を提供する
調整― フォローアップの連絡予定または専門家の支援紹介を調整する

質問：われわれの通常業務の一環として，すべての患者にタバコを使用しているかどうかたずねる必要がある．それによって，われわれはタバコの使用率に本当の変化をもたらし始めることができる．タバコの使用については穏やかにたずねられるべきである ―非難ではない！

助言：アドバイスは明確で前向きに，また，患者の特性や環境に合わせてテイラーメイドで行う．

評価：これは，患者が禁煙者になりたいかどうか，および患者が禁煙に成功する可能性があると考えているかどうかによって決定される．

支援：患者は禁煙準備ができていても，われわれの助けが必要になる．禁煙計画の作成を支援するか，可能であれば専門的な支援について伝える必要がある．支援内容は前向きに，でも現実的に説明する必要がある．

調整：患者が禁煙をしようとすれば，禁煙開始日から1週間後くらいにフォローアップをするか，専門家の支援を紹介するように調整する．

　5As モデルは，口腔保健従事者がタバコの使用について説明し，禁煙する準備ができている患者にアドバイスをするように誘導する．以下は，それぞれの5Asを実施するための推奨行動と手順である（**表1**）[12]．

表1　禁煙の準備ができている患者のための5Asによる簡易禁煙支援

5As	行動	実施戦略
質問— 診療のたびにすべての喫煙者を体系的に特定する	・診療のたびにすべての患者にタバコを使用しているかどうかを質問し，患者の歯科診療録に情報を登録する ・それを日常業務の一環にする	・喫煙の有無は親しみやすい方法でたずねられるべきである．それは非難ではない ・次のような質問例を用いて簡潔にする： 「タバコは吸いますか？」 「タバコ製品を使用していますか？」 ・タバコの使用状況は，すべての医療記録に含める必要がある．バイタルサインに喫煙の有無を含むようにしたり，すべての患者カルテに喫煙状況の付箋を使用したり，電子カルテを介して喫煙状況を表示することを検討しなければならない
助言— 禁煙の必要性をすべての喫煙者に説得する	・すべてのタバコ使用者に，明確で，強く，個人に合わせた方法で禁煙するよう促す	助言は次のようにあるべき： ・明確—「今すぐ喫煙（または噛みタバコ）を止めることが重要で，私がお手伝いします」 「病気の間禁煙するだけでは不十分です」 「たまにでも軽い喫煙でも危険です」 ・強く—「かかりつけ歯科医として，あなたの現在および将来の健康を守るために，タバコの使用をやめることが最も重要であることをあなたに知ってもらう必要があります．私たちはあなたを助けるためにここにいます」 ・個人に合わせて— タバコの使用を以下に結び付ける： —層：例えば，女性は喫煙が不妊，口臭，歯の汚れ，唇の黒ずみに与える影響についてより興味をもつかもしれない —健康上の問題：喘息の患者は喫煙が呼吸機能に与える影響について聞く必要があるかもしれないし，歯周病の患者は喫煙が口腔内の健康に与える影響について聞く必要があるかもしれない．「タバコを吸い続けると歯周病が悪化し，やめると口腔衛生が飛躍的に改善するかもしれません」

5As	行動	実施戦略
		—社会的要因：幼い子どもがいる人は受動喫煙の影響に関する情報によって動機づけられるかもしれない．一方，お金に困っている人はタバコの使用による経済的コストを考慮したいかもしれない．「禁煙することで，あなたの子どもが罹患している耳の感染症の数が減るかもしれません」 場合によっては，特定の患者のためにどのようなアドバイスを選択するのがよいのか必ずしも明らかになるとは限らないことがある．患者に次のような質問をすると有効な場合がある 　—「あなたが喫煙者でいることの嫌な点は何ですか？」 この質問に対する患者の答えによって，提起された問題に対するより詳細な情報を構築することができる 　—例えば： 歯科医：「喫煙者として嫌なことはどんなことですか？」 患者：「タバコにいくらお金をつぎ込んでいるかわからないことについてです」 歯科医：「それはきっと高いですね．毎月いくら使っているか計算してみましょう．そうすれば，代わりに何が買えるか考えることができますよ」
評価— 禁煙を試みる準備ができているか判断する	• 「重要性」と「自己効力感」に関して2つの質問をする 質問1.「禁煙を希望しますか？」 質問2.「うまく辞める可能性はあると思いますか？」	• 網掛け部分の回答は，喫煙者が禁煙の準備ができていないことを示す．この場合は，5Rsの介入を実施する必要がある（セッション2.1.2を参照） | 質問1	はい	わからない	いいえ
質問2	はい	わからない	いいえ	 • 患者が禁煙を試みる準備ができている場合は，「支援と調整」のステップに進むことができる

5As	行動	実施戦略
支援— 患者の禁煙計画を支援する	• 患者の禁煙計画の作成を支援する • 実践的なカウンセリングを行う • 治療中の社会的支援を提供する • 禁煙に関するホットラインやその他紹介先情報を含む補足資料を提供する • 必要に応じて承認された薬の使用を推奨する	• STAR法を使用して，患者が禁煙計画を作成するのを支援する 　—理想的には2週間以内に禁煙日を設定する 　—家族，友人，同僚に禁煙することを伝え，協力を求める 　—禁煙の試みに対する課題を予測する 　—患者の周囲からタバコ製品を取り除き，家庭内をタバコフリーにする • 実践的なカウンセリングは，次の3つの要素に焦点を合わせる必要がある 　—患者が危険な状況（喫煙または再発のリスクを増加させる出来事，精神状態または活動）を認識するのを助ける 　—患者が危険な状況に対処するための認知的および行動的対処能力を識別し，実践するのを助ける 　—禁煙と喫煙に関する基本的な情報を提供する • 治療中の社会的支援には，次のものが含まれる 　—患者の禁煙を励ます 　—思いやり（共感）と心配を伝える 　—患者に禁煙プロセスについて話すよう促す • 患者に求められた時はいつでも，既存の地元の禁煙サービスのリスト（禁煙ホットライン，禁煙クリニック他）を提供できるようにする • 患者に提供する支援は，肯定的に，しかし現実的に行う必要がある
調整— フォローアップ連絡のスケジュール設定，または専門家サポートへの紹介	• 直接あるいは電話で患者をフォローアップするように調整する • 必要に応じて専門家サポートへ紹介する	• いつ：最初のフォローアップの連絡は，禁煙日の翌週に手配する．2回目のフォローアップ連絡は，1カ月後が推奨される • どうやって：電話，個人訪問，郵便/Eメールなどの実用的な方法でフォローアップする．可能であれば，チームアップ

5As	行動	実施戦略
		ローチで患者のフォローアップが推奨される • なにを： すべての患者に対して： 　—すでに発生している問題を特定し，課題を予測する 　—利用可能な社会的支援の追加治療を患者にリマインドする 　—薬剤の使用と問題点を評価する 　—次回のフォローアップ連絡のスケジュールを設定する 禁煙中の患者の場合： 　—彼らの成功を祝う 再びタバコを使用した患者の場合： 　—再発を学習体験としてとらえるようにリマインドする 　—周囲の環境を確認し，再挑戦を引き出す 　—可能であれば，より集中的な治療につなげる

2.1.2. 禁煙意欲を高めるための 5Rs モデル

5Rs ―関連，リスク，褒美，障壁，反復― は，禁煙の準備ができていない人に対して，禁煙への意欲を高めるカウンセリング中に述べられるべきである．タバコ使用者は，（禁煙は）自分にとって重要ではない，あるいは禁煙への能力に自信がないと思っているので，タバコをやめたがらないかもしれない．したがって，タバコの使用について質問し，タバコ使用者に禁煙するよう助言し，禁煙する意思があるかを評価する 5Rs の動機付け介入を行うことが重要である[11]．

関連― 禁煙することがあなたに関連するのはどういうことであるか？

リスク― タバコ使用のリスクについて何を知っているか？

褒美― 禁煙することの恩恵は何か？

障壁― 禁煙を妨げるものは何か？

反復― 禁煙する準備ができているかどうか評価を繰り返す，準備ができていない場合は，介入を繰り返す

もし患者が禁煙を望まないのであれば（禁煙することが重要ではないと考えているのであれば），口腔保健の専門家は "リスク" と "褒美" に焦点を当てて時間を費やすべきである．もし患者がタバコの使用を中止したいが，自分が禁煙できると思っていない（禁煙する能力に自信がない）場合は，"障壁" にもっと時間を費やすべきである．患者がまだ禁煙の準備ができていなければ，気が変わったらまた来てほしいという誘いで前向きに終わる必要がある．

表 2 は，プライマリーケアにて簡単な動機付け介入（簡易禁煙支援）を提供するために有用な手順をまとめたものである[12]．

表 2　禁煙の準備ができていない患者への 5Rs 動機付け介入

5Rs	実施戦略	例
関連	禁煙することが自身にどれだけ適切かを示し，患者を励ます 動機情報が，患者の病気の状態やリスク，家族や社会的状況（例，家庭に子どもがいる），健康上の懸念，年齢，性別，およびその他の重要な患者の特性（例，以前の禁煙経験，禁煙への個人的な障壁）に関連する場合，最も大きな影響を与える	口腔保健ケア提供者（OHCP）： 「禁煙があなたに最も関連するのはどういうことですか？」 患者（P）：「タバコは体に悪いと思います」
リスク	患者が自分に関連するタバコ使用の潜在的な悪影響を識別するように奨励する リスクの例： • 急性リスク：息切れ，ぜんそくの悪化，呼吸器感染症のリスクの増加，妊娠中の危害，性交不能，不妊 • 長期リスク：心臓発作と脳卒中，肺とその他の癌（例，喉頭，口腔，咽頭，食道），慢性閉塞性肺疾患，骨粗しょう症，長期障害と長期治療の必要性 • 環境リスク：配偶者の肺癌や心臓病のリスクの増加，低体重，乳幼児突然死症候群，喘息，中耳病，喫煙者の子どもの呼吸器感染症のリスクの増加	OHCP：「喫煙が健康に及ぼすリスクについて，何を知っていますか？　特に気になることは？」 P：「口腔癌の原因になることは知っています．それは恐ろしいでしょうね」 OHCP：「そうです．口腔癌になる危険性は，喫煙者では何倍も高くなります」

5Rs	実施戦略	例
褒美	患者に禁煙に関連する潜在的なメリットを認識するように促す 含める褒美の例： 　—健康状態の改善 　—味覚の向上 　—嗅覚の向上 　—お金の節約 　—自尊心の向上 　—家でも車でも服でも息でも，もっといい匂いになる 　—子どもに良い手本を示し，子どもがタバコを吸う可能性を低くする 　—健康な赤ちゃんと子ども 　—身体的に楽になること 　—より良い身体活動 　—しわや老化肌の軽減，より白い歯などの見た目の改善	OHCP：「タバコの使用を止めることが口腔癌のリスクにどのように影響するか知っていますか？」 P：「やめればリスクは低減すると思います」 OHCP：「そうです，リスクが減るのにそれほど時間はかかりません．しかし，できるだけ早くに止めることが大切です」
障壁	患者に禁煙の障壁や障害を認識するよう促し，障壁に対処できる治療（問題解決カウンセリング，医薬品）を提供する 一般的な障壁には次のようなものがある： 　—離脱症状 　—失敗の恐れ 　—体重増加 　—サポート（支援）の欠如 　—うつ病 　—タバコの楽しさ 　—他の喫煙者が周囲にいること 　—効果的な治療の選択肢に関する限られた知識	OHCP：「では，あなたにとって禁煙することを難しくしているのは何ですか？」 P：「タバコを吸いたい欲求，それがひどいのです」 OHCP：「私たちが支援します．喫煙欲を減らすニコチン置換療法（NRT）を提供することができます」 P：「それは本当に効果的ですか？」 OHCP：「あなたの意志の力が必要ですが，NRT は禁煙に成功する可能性を 2 倍にする研究結果が出ています」

5Rs	実施戦略	例
反復	禁煙の準備ができているかどうかの評価を繰り返す．まだ禁煙の準備ができていない場合は，後で介入を繰り返す．禁煙する気のない歯科患者が受診をするたびに，動機付けの介入を繰り返すべきである	OHCP：「お話をしてみましたが，いまのあなたの気持ちが違うかどうか見てみましょう．これらの質問にもう一度答えていただけますか？」 （5つの課題の評価段階に戻る．禁煙する準備ができている場合は，5Asに進む．そうでない場合は，「これは難しいプロセスですが，あなたがそれをきっと乗り越えられます．私はあなたのお手伝いをします」と前向きに伝えてください）

2.2. 口腔保健専門家による簡易禁煙支援の統合を促進するための口腔保健システムの強化

　口腔保健の専門家は，喫煙者を助ける有利な立場にあるが，その40％以上は日常的に喫煙の有無を質問せず，60％は禁煙の助言を日常的に行っていない[13]．保健システムの性能評価では，口腔保健専門家が診察のたびにすべての喫煙者を特定し，簡易禁煙支援を日常的に提供できるよう，保健システム全体が適切に機能すべきと提唱されている．口腔保健専門家を支援するために適切に機能するシステムを確保することは，口腔保健サービス管理者やそれに付随する機関の責任である．

　WHO保健システムフレームワーク（6つの構成要素）（**図17**）は，口腔保健サービス管理者が適切に機能する口腔保健システムを構築して，簡易禁煙支援を日常的に提供することを支援する良いツールである．このフレームワークは，保健システムが実行しなければならない基本的な機能を説明し，保健システムを強化する方法を理解するための6つの基本的な構成要素のセットを提示する．構成要素は次のとおりである．

—サービス提供
—医療従事者
—情報支援
—医薬品および技術
—資金
—リーダーシップとガバナンス

　WHO保健システムフレームワークは，以下を実現するために6つの実用的な"構成要素"を使用することによって，保健システムを強化する実用的な方法を

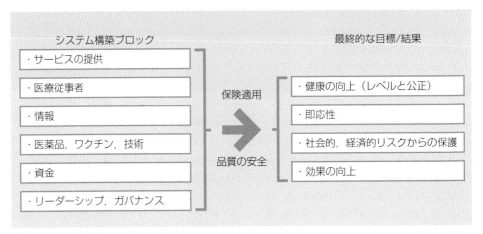

システム構築ブロック　　　　　　　　　　　　　最終的な目標/結果

・サービスの提供

・医療従事者

・情報　　　　　　　　　　　保険適用

・医薬品，ワクチン，技術

・資金　　　　　　　　　　　品質の安全

・リーダーシップ，ガバナンス

・健康の向上（レベルと公正）

・即応性

・社会的，経済的リスクからの保護

・効果の向上

図 17　WHO 保健システムフレームワーク

示している．

—保健システムの制約を特定し，説明し，分類する

—介入が必要な場所と理由を特定する

—保健システムの強化介入が結果に与える影響を予測する

　新たなエビデンスは，システムレベルの介入によって，保健医療従事者による患者への効果的な禁煙治療の提供を強化し，患者の禁煙率，禁煙の試み，治療の使用を増加することができることを示している．

• 電子健康記録（EHR）の導入は，少なくとも短期的に喫煙状態の文書化と禁煙カウンセリングの参照を増加させることができる[14]

• 禁煙支援を提供するために保健医療従事者を訓練すると，専門家（彼ら）のパフォーマンス（出来映え）にある程度の影響を及ぼした．迅速と念押しを用いると，禁煙支援の実行に関するトレーニングの効果が増大した[15]

• 財政的恩恵が保健医療提供者に拡大することで，禁煙支援行動を大幅に増加させることができる[16]

• 喫煙者に対する完全な財政的介入（（禁煙）治療費のすべてを負担）は，財政的介入がない場合と比較して，喫煙者による禁煙，禁煙の試み，薬物療法の利用率を増加させることができる[16]

　表 3は，口腔保健提供者によるプライマリーケアの簡易禁煙支援の統合的な提供を改善するために，口腔保健サービス管理者が 6 つの構成要素すべての機能を改善するための効果的なシステムレベルの変更（組織の方針と実践）をまとめたものである．

表3 プライマリーケアの口腔保健提供者による簡易禁煙支援を促進するためのシステムレベルの変更のチェックリスト

○サービスの提供
- 簡易禁煙支援の統合的な提供を改善するためのチーム作業:
  —役割と責任の委任と歯科口腔診療におけるチームアプローチの開発
- 簡易禁煙支援を実施するためのモデル(例5As, 5Rs)
- プライマリーケア下における既存の効果的なタバコ依存治療の紹介:
  —禁煙クリニック(対面または集団集中カウンセリング, 可能な場合は薬物療法)
  —電話による禁煙相談およびモバイル禁煙プログラム
  —地域の禁煙支援プログラム

○医療従事者
- 歯科口腔保健施設を利用するすべてのタバコ使用者に対し, 簡易禁煙支援を提供することがすべての口腔保健従事者の責任であることを認識するように支援する
- 歯科口腔カリキュラムの基本的な部分としての簡易禁煙支援に関するトレーニング:
  —サービス開始中のトレーニング
  —サービス開始前のトレーニング
- 口腔保健従事者が禁煙し, 非喫煙の模範となるよう支援する
- 適切な数のタバコ依存治療専門家の確保と配分を保証する

○情報システム
- タバコ使用識別システム:
  —すべての患者のカルテにタバコ使用状況のシール
  —バイタルサインスタンプ(タバコの使用を含むバイタルサイン)
  —可能なら, タバコの使用状況を登録するコンピュータ情報システム分野
- プロバイダに通知するシステム:
  —カルテシールまたはスタンプ
  —可能なら, コンピュータリマインダーシステムを使用してタバコの使用状況を表示する

○ガバナンスとリーダーシップ
- 簡易禁煙支援を促進するうえでの歯科口腔保健サービス管理者の重要な役割と責任を認識する
- 簡易禁煙支援の統合的な提供を支援するための適切な規制とインセンティブの提供:
  —臨床的ガイドラインとサービス標準を策定し, 普及させる
  —サービスの提供に対してプロバイダーに返金する
  —スタッフのパフォーマンス評価に簡易禁煙支援の提供(内容)を含む
  —簡易禁煙支援における口腔保健提供者の実践(内容)を監視および評価し, フィードバックを提供する
- すべての歯科口腔保健施設が完全禁煙であることを確実にする

- システム設計への注意：
  ―可能な場合は，プライマリーケアにおける統合サービス提供の方針と仕組を作成する
  ―方法と構成の適合を確実にし，重複と分断を削減する．
- コラボレーション（連携）と連立の構築：
  ―地域，NGO，民間セクターとの関わり
  ―地域における人口レベルのタバコ規制介入を支持し，連結する

○医薬品と技術
- ニコチン置換療法（NRT）およびその他の有効な禁煙薬の利用を促進する
- 簡易禁煙支援を提供する口腔保健専門家を支援するためのプロトコール/ツールキット/ガイド
- 情報資料の作成（自立への材料，ポスター，パンフレット）
- 動機付けツールの適切な使用の促進：
  ―リスクチャート（病気のリスクについて，医師と患者での議論を促進する）
  ―視覚的動機付けツール（例えば，一酸化炭素計）

○資金（支払い）
- タバコ依存症の治療をカバーする健康保険
- タバコ依存症治療のための追加資金を調達するための資源動員（例えば，タバコ税）
- 資源効率の向上
- 効率的で統合されたサービス提供のための経済的インセンティブ

3 臨床現場を超えてのタバコ規制への従事

　口腔保健の専門家やその組織は，口腔保健サービスを超え患者の全身健康状態の改善に大きく貢献することができる．すべての口腔保健の専門家は ―個人および専門家組織を通じて― 住民，メディア，オピニオンリーダーから信頼され，彼らの声（主張）は社会，経済，政治の幅広い場で聞かれるため，タバコ規制において重要な役割を担っている．

　個人レベルでは，口腔保健の専門家はタバコを吸わない手本であるべきで，禁煙に向けて互いに励まし合うことができる．口腔保健の専門家はタバコの使用と受動喫煙にさらされることの害について，住民への教育に貢献するべきである．ほとんどの人は，肺癌や心臓病に関係する喫煙の健康上の危険性を十分に認識しているが，喫煙と口腔疾患の関連はそのレベルではない[17]．口腔保健の専門家は，タバコの使用が健康へ与える影響について，地域教育の潜在的価値のある情報源である．喫煙の影響の多くは目に見えて明らかであり，歯科医やその他の口腔保健従事者は，一般住民から広く認識されていることから，患者は，喫煙に関

して彼らから助けを得ることに関心をもっている[18].

　地域レベルでは，口腔保健の専門家は増税，健康警告ラベル，禁煙法などの
WHO FCTC の他の条項に含まれるタバコ規制措置の実施について創始または支
援することができる．例えば，口腔保健の専門家は，タバコ製品の包装に表示さ
れる視覚的な健康への警告ラベル（通例，口腔疾患の写真も使われる）のデザイ
ンや実施について，協力することができる．また，口腔保健の専門家は，禁煙や
禁煙サービスの需要を促すのに役立つ世界禁煙デーのような地域社会の意識向上
や教育キャンペーンに積極的に参加または支援を行うべきである．

　国内および世界レベルでは，口腔保健の専門家とその組織は，タバコ増税キャ
ンペーンのようなタバコ規制運動を支持し，WHO FCTC の促進およびタバコ規
制のための国家行動計画の作成に国家レベルで関与することができる．

　さらに，口腔保健専門家の組織は，タバコ規制に関する保健専門家行動規範
（表4）を採用することにより，他の専門家組織と社会全体の模範となることが
できる．

表 4　保健専門家組織のタバコ規制に関する行動規範

前文：タバコの消費量の削減に積極的に貢献し，国家，地域，および世界レベルでの公衆衛生協議事項にタバコの規制を含めるために，保健の専門家組織は，以下を行うことに合意した：

- タバコを使用しないこととタバコのない文化を促進することにより，保健専門家が模範となるよう奨励し，支援する
- 調査や適切な政策の導入を通じて，タバコの消費パターンおよび保健専門家のタバコ規制への姿勢を評価し，対処する
- 自分たちの組織の敷地やイベントを禁煙にし，保健専門家にも同じことをするように奨励する
- 健康関連のすべての会議にタバコ規制の議題を含める
- 患者やクライアントにタバコの消費とタバコの煙への曝露について定期的に質問し，エビデンスに基づいたアプローチとベストプラクティスを用いて，禁煙方法に関してアドバイスを行い，禁煙目標への適切なフォローアップを確実にする
- 継続教育や他のトレーニングプログラムを通じて，保健機関や教育センターにおける医療従事者向けカリキュラムにタバコ規制を含めるよう働きかける
- 毎年 5 月 31 日開催の世界禁煙デーに積極的に参加する
- いかなる種類のタバコ業界の支援（経済的またはその他）を受け入れないようにし，タバコ業界への投資を控えることを保健専門家に奨励する
- 保健専門家の組織は利害関係の宣言を通じて，タバコ業界と交流または利害関係がある団体との営利目的またはその他の関係について，明らかな方策をもつことを確実にする
- 敷地内でタバコ製品の販売または販売促進を禁止し，保健専門家も同調するよう奨励する
- WHO タバコ規制枠組み条約の署名，批准および実施に至る過程において，政府を積極的に支援する
- 資金および/またはその他の資源をタバコ規制に投じる―行動規範の実施に資源を投じることも含む
- 保健専門家ネットワークのタバコ規制活動に参加する
- 公共の場における禁煙キャンペーンを支援する

WHO 健康専門家とタバコ規制非公式会議の参加者により採択・署名　2004 年 1 月 28 日–30 日開催，ジュネーブ，スイス

4　結　　論

　タバコの使用と口腔疾患の関係性は学術的に知られていることから，国の口腔保健プログラムとタバコ規制プログラムは相互に関わりをもっている．口腔保健

の専門家は，定期的な歯科健診や口腔健康診断を通じて，プライマリーケアにおいて多くの喫煙者と定期的に接触する機会がある．口腔保健システムは，口腔保健専門家が診療のたびにタバコを使用するすべての患者を日常的に特定し，簡易禁煙支援の提供が保証できるよう強化される必要がある．口腔保健サービス管理者は，口腔保健専門家による簡易禁煙支援の統合的な提供を促進するために，健康管理システム全体の効果的なシステムレベルの変更（サービス提供，医療従事者，情報支援，医薬品と技術，融資，リーダーシップとガバナンス）をもたらす必要がある．

　両方のプログラムは，歯科口腔患者の治療期間中に援助を提供する責任を果たすために，口腔保健サービスの提供を支援する義務がある．タバコ依存の同定と治療によって，より高いレベルの持続的な歯科口腔治療の成功が達成される．また，国家の口腔保健プログラムは，臨床現場を超えてタバコ規制を支援していくことが求められる．

　同様に，人口レベルの有効的なタバコ規制政策の実施によって達成された国家のタバコ規制プログラムの成果は，喫煙者の有病率を減少させ，口腔疾患や地域の疾病率，死亡率に有益な影響をもたらす．

　特に口腔疾患の罹患が高く，口腔疾患の脅威を明確に認識している国においては，タバコ使用とタバコの煙の危険性に関する情報や唱道キャンペーンを通じて口腔疾患に関する問題を強調することにより，国家タバコ規制プログラムが国家口腔保健プログラムの実績向上に貢献すべきである．

5 文　献

1）The objectives of the WHO Global Oral Health Programme(ORH).(http://www.who.int/oral_health/objectives/en/, accessed on 15 November 2016

2）Petersen PE, Kwan S. Evaluation of community-based oral health promotion an oral disease prevention-WHO recommendations for improved evidence in public health practice. Community Dental Health, p.1. 2004 Dec；21（4 Suppl）：319-329.

3）Strategies and approaches in oral disease prevention and health promotion. WHO website

4）Petersen PE. Tobacco and oral health-the approach of the World Health Organization Oral Health Programme.(http://www.who.int/oral_health/media/orh_tobacco30may.pdf, accessed 25 March 2017)

5）WHO Global Action Plan for the Prevention and Control of NCDs（2013-2020).(http://apps.who.int/iris/bitstream/10665/94384/1/9789241506236_eng.pdf, accessed 16 October 2016).

6) Curbing the epidemic : governments and the economics of tobacco control(Development in Practice Series). Washington, DC, The World Bank, 1999.

7) WHO report on the Global Tobacco Epidemic, 2015.(http://apps.who.int/iris/bitstream/10665/178574/1/9789240694606_eng.pdf?ua=1&ua=1, accessed March 25, 2017)

8) The World Oral Health Report 2003.(http://www.who.int/oral_health/media/en/orh_report03_en.pdf, accessed 16 October 2016)

9) Davis JM, Arnett MR, Loewen J, Romito L, Gordon SC. Tobacco dependence education : A survey of US and Canadian dental schools. The Journal of the American Dental Association 2016. pii : S0002-817701211-8.

10) Carr AB, Ebbert J. Interventions for tobacco cessation in the dental setting. Cochrane Database of Systematic Reviews 2012, Issue 6. Art. No : CD005084. DOI : 10.1002/14651858. CD005084.pub3.

11) WHO Capacity Building for Tobacco Control Training Package 4 : Strengthening health systems for treating tobacco dependence in primary care. Geneva, World Health Organization, 2013.

12) Toolkit for delivering the 5As and 5Rs brief tobacco interventions in primary care. Geneva, World Health Organization, 2014.

13) Tomar SL. Dentistry's role in tobacco control. Journal of the American Dental Association. 2001 ; 132 (Suppl) : 30S-35S.

14) Boyle R, Solberg L, Fiore M. Use of electronic health records to support smoking cessation. Cochrane Database of Systematic Reviews, 2011,(12) : CD008743.(DOI : 10.1002/14651858. CD008743.pub2).

15) Carson KV, Verbiest MEA, Crone MR, Brinn MP, Esterman AJ, Assendelft WJJ, Smith BJ. Training health professionals in smoking cessation. Cochrane Database of Systematic Reviews, 2012,(5) : CD000214.(DOI : 10.1002/14651858.CD000214.pub2).

16) Reda AA et al. Healthcare financing systems for increasing the use of tobacco dependence treatment. Cochrane Database of Systematic Reviews, 2009,(2) : CD004305.(DOI : 10.1002/14651858.CD004305.pub3).

17) Watt RG, Daly B, Kay EJ. Prevention. Part 1 : Smoking cessation advice within the general dental practice. British Dental Journal. 2003 Jun 28 ; 194 (12) : 665-668.

18) K. Clover, T. Hazell, V. Stanbridge, R. Sanson-Fisher. Dentists' attitudes and practice regarding smoking Aust Dent J, 44 (1) (1999), pp.46-50.

メタアナリシスにおける非ランダム化研究の質評価のための Newcastle-Ottawa Scale（NOS）

症例対照研究のコーディングマニュアル

1. 選択

1）症例の定義は適切か？

 a）いくつかの独立した検証あり（例えば，人/記録/時間/過程などから 2 つ以上の情報抽出あり，あるいは X 線写真，診療記録，病院記録などの一次データの参照あり）

 b）レコードリンケージ（例えば，データベースにおける ICD-code など），あるいは一次データの参照がない自己申告

 c）記載なし

2）症例の代表性

 a）すべての対象症例には，定義された観察期間に対象とするアウトカムがあり，定義された区域の，定義された病院，診療所，病院グループ，健診機関の症例である．あるいはそれらから適切にサンプリングされた症例（ランダムサンプルなど）

 b）部分的に a）を満たさない，あるいは記載なし

3）対照の選択

 この項目は，研究で用いられた対照群が症例と同じ集団からのものかどうか，アウトカムが存在していれば本来は症例であったかどうかを評価する．

 a）住民対照（症例と同じ地域の集団であり，もしアウトカムがあれば症例であったと推測される）

 b）病院対照，あるいは症例と同じ地域（他の都市ではない）であるが，病院の入院患者

 c）記載なし

4）対照の定義

 a）アウトカムが初めて発生した場合を症例としているのであれば，対照にはアウトカムの既往歴はないことが明確に記載されていなければならない．

アウトカムが新しく発生した（必ずしも初めてではない）場合を症例としているのであれば，過去に対象とするアウトカムの発生があった対照は除外されるべきではない．

b）アウトカムの既往歴についての言及なし

2．比較可能性

1）デザインあるいは解析に基づく症例と対照の比較可能性

このカテゴリーでは，最大2つの星印が割り当てられる．

症例と対照のどちらかはデザインに合致している，かつ/または，解析において交絡因子が調整されていなければならない．群間に差がない，あるいは有意差がないことを記載しているだけでは，比較性の確定には十分ではない．メモ：曝露要因のオッズ比が，記載されている交絡因子で調整されている場合は，調整に用いられた各変数については群の比較ができると考えられる．

この項目では，さまざまな曝露のカテゴリー（例えば，前曝露群と非曝露群の比較，現曝露群と前曝露群あるいは非曝露群の比較）で，多面的に評価ができるかもしれない．

年齢（星印1つ），他の調整因子（星印1つ）

3．曝露

1）暴露の確認

評価シートに従って星印を割り当て

2）無回答率

評価シートに従って星印を割り当て

コホート研究のコーディングマニュアル

1．選択

1）曝露群の代表性

この項目で評価するのは，地域における曝露群の代表性であり，一般住民から女性のサンプルを抽出するような場合の代表性ではない．例えば，中流階級，高学歴，健康志向の女性が多い集団から抽出した研究対象者は，閉経後のエストロゲン使用者を代表する可能性は高いが，すべての女性を代表するものではない．健康維持機構（HMO）の会員などは，エストロゲン使用者の代表サンプルとなるであろう．HMOには，少数民族，貧困層や低学歴層の人々は少ないかもしれないが，これらの除外される集団はエストロゲンのおもな使用者ではない．

評価シートに従って星印を割り当て

2）非曝露群の選択

評価シートに従って星印を割り当て

3）曝露の確認

評価シートに従って星印を割り当て

4）研究開始時に対象とするアウトカムが発生していないことの記述

死亡率の研究でも，対象とするアウトカムは死亡ではなく疾患や発症があることである．すなわち，既往歴や発症がないことを記載していれば星印1つをつける．

2.　比較可能性

1）デザインあるいは解析に基づくコホートの比較可能性

このカテゴリーでは，最大2つの星印が割り当てられる．

曝露群と非曝露群のどちらかはデザインに合致している，かつ/または，解析において交絡因子が調整されていなければならない．群間に差がない，あるいは有意差がないことを記載しているだけでは，比較性の確定には十分ではない．メモ：曝露相対リスク比が，記載されている交絡因子で調整されている場合は，調整に用いられた各変数については群の比較ができると考えられる．

この項目では，さまざまな曝露のカテゴリー（例えば，前曝露群と非曝露群の比較，現曝露群と前曝露群あるいは非曝露群の比較）で，多面的に評価ができるかもしれない．

年齢（星印1つ），他の調整因子（星印1つ）

3.　アウトカム

1）アウトカムの評価

股関節骨折などのアウトカムにおいては，骨折の確認のために医療記録を参照するだけで十分であるが，X線写真の参照が必要な脊椎骨折のアウトカムにおいては十分ではない．

a）独立して，あるいは盲検的に評価したことが論文内に記載されているか，確実な記録（X線写真や医療記録など）を参照してアウトカムを確認している．

b）レコードリンケージ（データベースレコードのICDコードを用いて特定しているなど）

c）自己申告（アウトカムの確認に医療記録の原本やX線写真を参照していない）

d）記載なし

2）フォローアップの長さはアウトカムの発生に十分な期間か

　十分であると考えられる期間の長さは，質的評価を始める前に決定しなければ
ならない（乳房インプラントへの曝露では5年など）.

3）コホートフォローアップの適切性

　この項目は，脱落が曝露にもアウトカムにも関連しないことを確認するため
に，曝露群と非曝露群のコホートのフォローアップを評価する.

　評価シートに従って星印を割り当て

横断研究のコーディングマニュアル（変更版）

　選択とアウトカムのカテゴリー内で，各番号の項目について最大1つの星印を
つける.

1．選択

1）研究集団の代表性

　　a）地域における平均的な個人を真に代表している＊（1）

　　b）地域における平均的な個人をある程度代表している＊（1）

　　c）限定された利用者（看護師，ボランティアなど）の集団

　　d）対象集団についての記載なし

2）比較集団の選択

　　a）研究集団と同じ地域から＊（1）

　　b）研究集団と異なるソースから

　　c）比較集団のソースについての記載なし

3）曝露の確認

　　a）確実な記録（手術記録など）＊（1）

　　b）構造化面接

　　c）自記式質問票

　　d）記載なし

2．比較可能性

　最大2つの星印を付ける.

1）デザインあるいは解析に基づく集団の比較可能性

　　a）歯の喪失のアウトカムでは年齢，齲蝕のアウトカム（受動喫煙の曝露との
　　　関連）では口腔保健行動を調整している研究である．＊（1）

b）その他の要因で調整している研究において，歯の喪失のアウトカムでは社会経済状態と口腔保健行動のうち，齲蝕のアウトカム（受動喫煙の曝露との関連）では社会経済状態あるいは歯科受診のうち，少なくとも1つを調整変数としている．＊（1）

3．アウトカム

1）アウトカムの評価

  a）独立した盲検的な評価＊（1）

  b）レコードリンケージ＊（1）

  c）自己申告

  d）記載なし

タバコ使用（喫煙および噛みタバコ）と口腔癌ならびに白板症の関係について評価した研究の概要

著者，出版年，実施国（研究デザイン）	研究課題	研究規模と対象	男性の割合(%)	年齢	アウトカム	結果
Muscat, 1996, USA, 症例-対照研究	喫煙と口腔癌のリスクにおける男女差	口腔・咽頭癌患者1,009例とマッチさせた入院対照患者923例	症例68% 対照67%	21-80歳	口腔・咽頭癌	男性 症例群（n=687） 　喫煙歴なし10.2% 　喫煙者66.8% 　過去喫煙者23.0% 対照群（n=619) 　喫煙歴なし22.3% 　喫煙者35.4% 　過去喫煙者42.3% 女性 症例群（n=322） 　喫煙歴なし23.9% 　喫煙者60.9% 　過去喫煙者15.2% 対照群（n=304) 　喫煙歴なし54.9% 　喫煙者21.4% 　過去喫煙者23.7%
Wasnik, 1998, インド, 症例-対照研究	タバコ使用と中咽頭癌のリスク	中咽頭癌患者123例，中咽頭癌でない入院患者123例	59%	>21歳	中咽頭癌	喫煙習慣 症例群（n=123） 　噛みタバコn=90 　非噛みタバコn=33 対照1 　噛みタバコn=32 　非噛みタバコn=91 喫煙 症例群 　喫煙者n=51 　非喫煙者n=72

著者，出版年，実施国（研究デザイン）	研究課題	研究規模と対象	男性の割合(%)	年齢	アウトカム	結果
						対照 1 喫煙者 n=29 非喫煙者 n=94
Schildt，1998，スウェーデン，症例-対照研究	スヌース，喫煙，飲酒と口腔癌との関係	口腔癌患者354例，National Population Registry から抽出した対照群354例	67%	平均年齢 女性 72.3歳 男性 69.6歳	口腔癌	スヌース（症例/対照） スヌース歴なし n=287/282 使用中 n=39/54 過去使用者 n=28/18 使用歴あり n=67/72 喫煙 喫煙歴なし n=152/171 喫煙者 n=122/88 過去喫煙者 n=80/95 喫煙歴あり n=202/183
De Stefani，1998，ウルグアイ，症例-対照研究	喫煙と口腔・咽頭部の癌の関係	口腔および咽頭部の扁平上皮癌患者425例，入院対照群427例	100%	25-84歳	口腔癌	症例群/対照群 非喫煙者 n=24/150 過去喫煙者 n=36/105 喫煙者 n=146/172
Franceschi，1999，イタリアおよびスイス，症例-対照研究	口腔癌・咽頭癌における喫煙および飲酒の影響	症例群274例，入院対照群1,254例	100%	26-74歳 中央値 57歳	口腔癌	症例群/対照群 喫煙歴なし n=11/346 喫煙者 n=197/405 過去喫煙者 n=66/503
Rao，1999，インド，症例-対照研究	喉頭咽頭癌の危険因子としての飲酒	咽頭部および喉頭部の癌の男性患者1,698例，入院対照群635例	100%	対照群 45.4± 12.9歳 症例群 54.3± 9.7歳	喉頭咽頭癌	対照群/症例群 噛みタバコ 非噛みタバコ n=382/434 噛みタバコ n=249/243 喫煙 非喫煙者 n=337/132 喫煙者 n=294/545

著者, 出版年, 実施国（研究デザイン）	研究課題	研究規模と対象	男性の割合 (%)	年齢	アウトカム	結果
Dikshit, 2000, インド, 症例-対照研究	タバコ使用と, 肺癌, 中咽頭癌, 口腔癌のリスク	集団ベース癌登録記録から抽出した口腔癌症例群148例, 集団調査からランダムに抽出した対照群260例	100%	データなし	口腔癌	症例群/対照群 喫煙 　喫煙者 n=72/114 　ビディのみ n=50/81 　紙巻きのみ n=6/20 　ビディおよび紙巻き 　n=16/13 　非喫煙者 n=76/146 噛みタバコ 　使用者 n=120/120 　タバコなし n=4/12 　タバコ n=115/108 　非噛みタバコ 　n=28/140 　喫煙＋噛みタバコ 　n=49/43 　喫煙習慣なし n=9/81
Merchant, 2000, パキスタン, 症例-対照研究	タバコ非含有パーンと口腔癌のリスク因子	症例群79例, 入院対照群149例	症例群で男性68%	症例群22-80歳 対照群18-78歳	口腔扁平上皮癌	症例群/対照群 (n=79/149) タバコ含有パーンの使用歴あり n=41/15 タバコ非含有パーンの使用歴あり n=26/16
Chen, 2001, USA, 症例-対照研究	遺伝子多型, 喫煙, 飲酒と口腔扁平上皮癌のリスク	症例群341例, 集団ベースサンプルの対照群552例	症例群70% 対照群72%	症例群18-65歳	口腔扁平上皮癌	症例群/対照群 n=341/552 無煙タバコの使用 5.9%/3.8% 喫煙 　喫煙歴なし 　15.0%/34.8% 　過去喫煙 　23.2%/42.2% 　喫煙 61.9%/23.0%
Balaram, 2002, インド, 症例-対照研究	口腔癌に対する喫煙, 飲酒, パーンチューイング, 口腔衛生の影響	口腔癌症例群591例, 入院対照群582例	症例群52% 対照群50%	18-87歳	口腔癌	症例群/対照群 喫煙習慣 男性 　喫煙歴なし 　n=86/127 　喫煙歴あり 　n=223/165

著者, 出版年, 実施国（研究デザイン）	研究課題	研究規模と対象	男性の割合(%)	年齢	アウトカム	結果
						女性 　喫煙歴なし 　n=274/285 　喫煙歴あり n=8/5 チューイング習慣 男性 　習慣なし 　n=127/232 　習慣歴あり 　n=182/60 女性 　習慣なし n=29/251 　習慣歴あり 　n=253/39
Topcu, 2002, スリランカ, 症例-対照研究	ビンロウ噛み者における遺伝子喪失と口腔癌のリスク	口腔癌・前癌病変のある症例群286例, 入院/通院対照群135例	症例群86% 対照群67%	症例群26-82歳 対照群40-85歳	口腔癌	全ての被験者がビンロウ噛み者 症例群/対照群 n=286/135 喫煙 n=195/61
Znaor, 2003, インド, 症例-対照研究	口腔癌, 咽頭癌, 食道癌リスクに対する喫煙, チューイング, 飲酒の影響	口腔癌症例群1,563例, 同じ医療機関での有病および有病でない対照者3,638例	100%	>25歳	口腔癌	対照群/症例群 喫煙 　n=1,799/424 　n=444/185 　n=1,395/954 チューイング 　n=3,079/711 　n=181/88 　n=374/757
Nieto, 2003, スペイン, 症例-対照研究	喫煙および飲酒習慣別のBMIおよび口腔癌, 咽頭癌のリスク	罹患症例群375例, 入院対照群375例	症例群および対照群で81%	20歳以上	口腔癌・咽頭癌	症例群/対照群 男性 　喫煙歴なし n=5/52 　過去喫煙者 　n=76/130 　喫煙者 n=223/122 女性 　喫煙歴なし n=50/61 　過去喫煙者 n=6/3 　喫煙者 n=15/7

著者，出版年，実施国（研究デザイン）	研究課題	研究規模と対象	男性の割合(%)	年齢	アウトカム	結果
Henley, 2005, USA, CPS-I, コホート研究	スヌースや噛みタバコ使用男性の死亡率（米国）	スヌースまたは噛みタバコの過度の使用のため1959年CPS-Iでの死亡者(7,745)，タバコ製品の使用歴のない死亡者(69,662)；合計11,871例	100%	≧30歳 12年間の追跡	咽頭癌による死亡	噛みタバコが原因の死亡者数 CPS-I 使用歴なし n=9/69,662 使用中n=4/7,745 CPS-II 使用歴なし n=45/111,482 使用中n=1/2,488 過去使用n=0/839
Luo, 2007, スウェーデン, コホート研究	スヌース使用と口腔癌，肺癌，膵癌のリスク	喫煙歴のない1978-92年のスウェーデンの男性建設従事者125,576例	100%	登録時の年齢 35±13歳 20±6年追跡	口腔癌	症例もしくは口腔癌 タバコ類の使用歴なし n=50/87,821 過去喫煙者 n=48/51,012 喫煙者 n=150/103,309 スヌースの過去使用者 n=1/2,937 スヌースの使用者 n=9/34,818
Polesel, 2008, イタリアおよびスイス, 症例-対照研究	喫煙と上気道-消化器癌のリスク	上部気道-消化器癌の症例群1,241例，入院対照群2,835例	100%	データなし	口腔癌	症例群/対照群 喫煙歴なしn=19/512 喫煙者n=295/649
Pitos, 2008, カナダ, 症例-対照研究	ヒトパピローマウイルス感染と口腔癌	症例群72例，入院対照群129例	70%以上	55-74歳	口腔部および咽頭部の扁平上皮癌	対照群/症例群 喫煙歴なしn=41/11 過去喫煙n=70/26 喫煙n=18/35
Thomas, 2008, パプアニューギニア, 症例-対照研究	タバコを含まないビンロウと口腔白板症	国勢調査の2地区から抽出した症例群197例，対照群1,282例	48%	≧18歳	口腔白板症	症例群/対照群 ビンロウ噛み 使用歴なしn=1/89 過去使用n=7/149 時々使用 n=26/256 毎日使用 n=163/788 使用n=189/1,044

著者, 出版年, 実施国 (研究デザイン)	研究課題	研究規模と対象	男性の割合 (%)	年齢	アウトカム	結果
						喫煙 喫煙歴なし n=17/732 過去喫煙 n=4/161 時々喫煙 n=24/105 毎日 n=142/284 喫煙 n=166/389
Ide, 2008, 日本, コホート研究	喫煙, 飲酒ならびに口腔・咽頭癌による死亡	45 地区の男性 34,136 例, 女性 43,711 例	44%	40-79 歳 追跡期間 12.5 年	口腔・咽頭癌による死亡	死亡数 男性 (n=34,136) 喫煙歴なし (20.5%) n=5 過去喫煙 (26.3%) n=7 喫煙 (53.2%) n=29 女性 (n=43,711) 喫煙歴なし (93.4%) n=8 過去喫煙 (1.5%) n=0 喫煙 (5.1%) n=3
Sadetzki, 2008, イスラエル, 症例-対照研究	喫煙と耳下腺腫瘍のリスク	症例群 459 例, 集団ベース対照群 1,265 例	症例群および対照群 55%	≧18 歳	耳下腺腫瘍	症例群/対照群 喫煙 喫煙歴なし n=183/679 喫煙 n=183/253 過去喫煙 n=93/331
Lee, 2009, 欧州 10 カ国, 症例-対照研究	能動または受動喫煙と上気道消化管癌のリスク	UADT 扁平上皮癌 症例群 2,103 例および集団および入院対照群 2,221 例	症例群 81% 対照群 75%	データなし	口腔癌・咽頭癌	症例群/対照群 喫煙歴なし n=109/712 過去喫煙 n=205/741 喫煙 n=660/715
Tsai, 2009, 台湾, 症例-対照研究	口腔癌における遺伝子型と喫煙習慣の交互作用	口腔癌症例群 680 例, 病院健常対照群 680 例	対照群 72% 症例群 74%	対照群 62±9 歳 症例群 65±9 歳	口腔癌	対照群/症例群 n=680/680 紙巻き喫煙者 n=485/512 ビンロウ噛み n=418/451

著者, 出版年, 実施国（研究デザイン）	研究課題	研究規模と対象	男性の割合 (%)	年齢	アウトカム	結果
Amaras-inghe, 2010, スリランカ 症例-対照研究	タバコ含有/非含有ビンロウ噛みと, 悪性の可能性のある口腔疾患の主要リスク因子	集団ベース調査での症例群 101 例, 対照群 728 例	症例群 67% 対照群 32%	>30 歳	悪性の可能性のある口腔疾患	症例群/対照群 n=101/728 ビンロウ噛み 　使用歴なし n=4/277 　過去使用 n=2/36 　時々使用 n=3/83 　毎日使用 n=92/332 喫煙 　喫煙歴なし 　n=66/601 　喫煙歴あり 　n=35/127
Lin, 2011, 台湾, コホート研究	喫煙, アルコール, ビンロウと口腔癌	受診患者 10,657 例	100%	≧18 歳	口腔癌	症例群/参加者 習慣的喫煙者 　はい n=174/2,268 　いいえ n=56/8,389 習慣的ビンロウ使用者 　はい n=126/758 　いいえ 　n=104/9,899
Santos, 2012, ブラジル, 症例-対照研究	遺伝子多型および喫煙と口腔癌の相関関係	症例群 202 例, 入院患者対照群 196 例	症例群 83% 対照群 77%	15-79 歳	口腔扁平上皮癌	対照群/症例群 喫煙歴なし n=60/18 喫煙 n=81/155 過去喫煙 n=55/29
Azarpaykan, 2013, インド, 症例-対照研究	口腔癌に対する喫煙と飲酒の交互作用	口腔癌患者 350 例, 病院健常者 350 例	症例 72% 対照 73%	18-80 歳	口腔癌	症例群/対照群 n=350/350 喫煙（ビディを含む） n=125/61

タバコ使用と歯周病の関係について評価した研究の概要

著者, 出版年, 実施国 (研究デザイン)	研究課題	研究規模と対象	男性の割合 (%)	年齢	アウトカム	結果
Nibali 2008, 英国, 症例-対照研究	ビタミン D 受容体多型性と歯周病の診断と進行との関係	健常な歯周の者 231 例, 侵襲性歯周炎 224 例, 慢性歯周炎 79 例	症例 32% 対照 49%	データなし	局所性もしくは広汎型侵襲性歯周炎, 慢性歯周炎	歯周炎/健常者 n=301/231 喫煙 　喫煙歴なし 150/135 　過去喫煙 77/41 　現在喫煙 76/55
Parmar 2008, インド, 横断的研究	ビンロウが混和したタバコを噛むことが歯周組織および口腔衛生に及ぼす影響	歯科大学病院および病院の受診者 365 例	81%	ビンロウ使用者 33±1 歳 非使用者 30±1 歳	歯周ポケット	非使用者 n=61 (31%) 使用者　n=92 (55%)
					歯肉病変	非使用者 n=2 (1%) 使用者　n=10 (6%)
					歯肉退縮	非使用者 n=52 (26%) 使用者　n=85 (51%)
Do 2008, オーストラリア	喫煙が起因する歯周病	成人の口腔衛生に関する 2004-2006 年オーストラリア全国調査	38%	≥15 歳	中等度の歯周炎：2 箇所の隣接歯間部が≥4 mm CAL (臨床的アタッチメントレベル) または≥5 mm PPD (プロービングデプス)	喫煙歴なし, n=2,206 (18.5%) 過去喫煙, n=842 (31.0%) 軽度の喫煙, n=125 (15.6%) 中等度の喫煙, n=141 (29.1%) 重度の喫煙, n=234 (46.6%)
Iida 2009, USA, 横断的研究	出産可能年齢の米国の女性の口腔衛生に対する喫煙の影響	1999-2004 年全国健康栄養調査	0%	15-44 歳	1 箇所以上の近心側および頬側/中央部位の 4 mm 以上のアタッチメント喪失	喫煙歴 　現在喫煙 11.3% 　(n=586) 　過去喫煙 3.4% 　(n=960) 　喫煙歴なし 3.9% 　(n=2,213)

著者, 出版年, 実施国（研究デザイン）	研究課題	研究規模と対象	男性の割合(%)	年齢	アウトカム	結果
Al-Habashneh 2009, ヨルダン, 横断的研究	歯周病患者の喫煙と齲蝕の経験	歯科大学病院の患者560例	48%	16-35歳	慢性歯周炎および侵襲性歯周炎	喫煙者/非喫煙者 n＝183/377 慢性歯肉炎n＝54/143 慢性歯周炎n＝69/87 侵襲性歯周炎 n＝60/147
Chiou 2010, 台湾, 横断的研究	心理社会的因子と喫煙と歯周の健康との相関関係	施設に入所していない台北市民1,764例	44%	＞18歳	地域歯周疾患指数（CPI）≧3	CPI≧3 喫煙習慣 　非喫煙者n＝116/1,411 　喫煙者n＝42/353

口腔保健に対する禁煙効果の評価に用いた研究の概要

著者, 出版年, 実施国（研究デザイン）	研究課題	研究規模と対象	男性の割合(%)	年齢	アウトカム	結果
Grossi ら, 1997, 米国	機械的歯周治療後の臨床アウトカムに対する喫煙の影響	歯周病患者143人 一元喫煙者： 55例（38.5%） 一現在喫煙者： 60例（42.0%）	男性： 54%	範囲： 35-65歳 平均： 46.2歳	プラークスコア（標準偏差）	ベースライン時から3ヵ月後の減少 一前喫煙者： −0.69（±0.08） 一現在喫煙者： −0.54（±0.07）
					全顎の歯周ポケット深さの平均値(標準偏差)	ベースライン時から3ヵ月後の減少 一前喫煙者： −0.49（±0.06） 一現在喫煙者： −0.33（±0.04）
					歯周ポケット深さの平均値（標準偏差）	ベースライン時から3ヵ月後の減少 一前喫煙者： −1.7（±0.1） 一現在喫煙者： −1.3（±0.1）
					臨床アタッチメントレベルの平均値(標準偏差)	ベースライン時から3ヵ月後の獲得 一前喫煙者： 1.6（±0.1） 一現在喫煙者： 1.3（±0.1）
					深い歯周ポケット5mm以上のパーセンテージ（標準偏差）	ベースライン時から3ヵ月後の減少 一前喫煙者： −7.1（±1.2） 一現在喫煙者： −4.8（±0.7）

著者, 出版年, 実施国 (研究デザイン)	研究課題	研究規模と対象	男性の割合 (%)	年齢	アウトカム	結果
					治療後にP. gingivalisが検出されなくなった患者のパーセンテージ	―前喫煙者: 92% ―現在喫煙者: 33%
Krall ら, 1997, 米国	歯の喪失に対する喫煙の影響	女性248例 2-7年間 [平均値(標準偏差):6±2年] ―喫煙継続者: 9例(3.6%) ―禁煙者: 14例(5.6%)	男性: 80%	範囲 女性: 40-70歳 男性: 21-75歳	女性 10年当たりの喪失歯の割合	―追跡中に禁煙: 0.55 ―喫煙を継続: 2.73
		男性977例 3-26年間 [平均値(標準偏差):18±7年] ―喫煙継続者: 117例(12%) ―禁煙者: 167例(17.1%)			男性 10年当たりの喪失歯の割合	―追跡中に禁煙: 2.23 ―喫煙を継続: 3.16
Ryder ら, 1999, 米国	スケーリング&ルートプレーニング(SRP)のみ, あるいは徐放性ドキシサイクリンの局所送達に対する喫煙の影響	358例 2つの多施設研究(9ヵ月) ―前喫煙者(F): 137例(38.3%) ―現在喫煙者(C): 121例(33.8%)			ベースライン時からのアタッチメントレベルの獲得(平均値±標準誤差)	―ベースライン時のプロービング深さが5mm以上 [4ヵ月後] F:0.65(±0.07), C:0.57(±0.07) [6ヵ月後] F:0.74(±0.07), C:0.63(±0.08) [9ヵ月後] F:0.74(±0.07), C:0.79(±0.08) ―ベースライン時のプロービング深さが7mm以上 [4ヵ月後] F:0.79(±0.10), C:0.79(±0.12)

著者, 出版年, 実施国（研究デザイン）	研究課題	研究規模と対象	男性の割合(%)	年齢	アウトカム	結果
						[6ヵ月後] F：0.99（±0.12）， C：0.72（±0.13） [9ヵ月後] F：1.03（±0.11）， C：0.92（±0.12）
					ベースライン時からのプロービング深さの減少（平均値±標準誤差）	―ベースライン時のプロービング深さが5mm以上 [4ヵ月後] F：−0.99（±0.06）， C：−0.89（±0.07） [6ヵ月後] F：−1.23（±0.06）， C：−1.10（±0.07） [9ヵ月後] F：−1.19（±0.06）， C：−1.12（±0.07） ―ベースライン時のプロービング深さが7mm以上 [4ヵ月後] F：−1.41（±0.09）， C：−1.30（±0.11） [6ヵ月後] F：−1.75（±0.10）， C：−1.44（±0.11） [9ヵ月後] F：−1.79（±0.10）， C：−1.48（±0.12）
Janssonら, 2002, スウェーデン（前向き研究）	周囲骨吸収と歯の喪失に対する喫煙の長期的影響	507例 疫学研究 ―喫煙継続者： 163例(32.1%) ―禁煙者： 124例(24.5%)	男性：48%	範囲：38-85歳 平均：54.5歳	1970年-1990年の周囲骨吸収の平均値（標準偏差）	―喫煙継続者： 0.130（±0.099） ―禁煙者： 0.095（±0.069）
					1970年-1990年の喪失歯数の平均値（標準偏差）	―喫煙継続者： 3.7（±4.8） ―禁煙者： 3.2（±4.0）

著者, 出版年, 実施国（研究デザイン）	研究課題	研究規模と対象	男性の割合（%）	年齢	アウトカム	結果
Baljoon ら, 2005, スウェーデン（コホート研究）	歯槽骨水平吸収に対する喫煙の影響	91 例 歯周の健康についての包括的研究 —現在喫煙者: 24 例（26.4%） —前喫煙者: 24 例（26.4%）		平均: 51 歳	10 年間の水平的骨欠損の累積発生率（%）	—現在喫煙者: 50% —前喫煙者: 39%
					10 年追跡後における水平的骨欠損の割合(%)の平均値	—現在喫煙者: 4.5（95%信頼区間: 1.8-7.1） —前喫煙者: 2.9（95%信頼区間: 1.3-4.5）
Preshaw ら, 2005, 英国	慢性歯周炎の非外科的治療の臨床アウトカムに対する禁煙の効果	慢性歯周炎があり, 禁煙を希望する喫煙者 49 例 —禁煙者（Q）: 10 例（20.4%） —非禁煙者（NQ）: 10 例（20.4%）	男性: 37%	範囲: 23-61 歳 平均: 42 歳	プロービング深さの減少の平均値（標準偏差）	—ベースライン時のプロービング深さが 3 mm 以上 ［3 ヵ月後］ Q: 1.07（±0.36）, NQ: 0.74（±0.23） ［6 ヵ月後］ Q: 1.21（±0.40）, NQ: 0.88（±0.28） ［12 ヵ月後］ Q: 1.57（±0.52）, NQ: 1.12（±0.35）
					12 ヵ月後にプロービング深さが減少した歯周部位	—2 mm 以上の改善があった部位数（%） Q: 351 部位（28.5）, NQ: 276 部位（18.0） —3 mm 以上の改善があった部位数（%） Q: 141 部位（11.5）, NQ: 79 部位（5.2）
					12 ヵ月後における骨密度測定値の変化の平均値（標準偏差）（mm³ Al）	—Q: 0.00（±0.64） —NQ: −0.08（±0.86）

著者, 出版年, 実施国（研究デザイン）	研究課題	研究規模と対象	男性の割合(%)	年齢	アウトカム	結果
Rosa ら, 2011, ブラジル（前向き研究）	歯周臨床指標に対する禁煙の効果	52 例 禁煙外来受診 ―禁煙者（Q）: 17 例（32.6%） ―非禁煙者（NQ）: 35 例（67.3%）	男性: 39%	平均: 49.3 歳	観察期間 1 年における臨床アタッチメントレベル（CAL）の変化の程度（標準偏差）と変化の閾値	―臨床アタッチメントレベルの喪失が 2 mm 未満 Q : 9.3（±5.7）， NQ : 12.7（±8.1） ―臨床アタッチメントレベルの喪失が 1 mm 未満 Q : 27.9（±10.5）， NQ : 32.7（±13.1） ―臨床アタッチメントレベルに変化なし Q : 72.1（±10.5）， NQ : 67.3（±13.1） ―臨床アタッチメントレベルの獲得が 1 mm 以上 Q : 39.3（±12.3）， NQ : 34.4（±14.8） ―臨床アタッチメントレベルの獲得が 2 mm 以上 Q : 15.8（±7.8）， NQ : 14.7（±11.2）
					観察期間 1 年におけるプロービング深さの変化の程度（標準偏差）と変化の閾値	―プロービング深さの増加が 2 mm 以上 Q : 3.9（±4.0）， NQ : 5.6（±4.8） ―プロービング深さの増加が 1 mm 以上 Q : 19.5（±8.6）， NQ : 22.7（±12.8） ―プロービング深さに変化なし Q : 60.7（±15.2）， NQ : 63.5（±16.9） ―プロービング深さの減少が 1 mm 以上 Q : 39.3（±15.2）， NQ : 36.5（±16.9） ―プロービング深さの減少が 2 mm 以上 Q : 10.4（±9.4）， NQ : 14.0（±12.8）

著者, 出版年, 実施国（研究デザイン）	研究課題	研究規模と対象	男性の割合(%)	年齢	アウトカム	結果
Thomson ら, 2007, ニュージーランド（コホート研究）	喫煙パターンと歯周アタッチメントロスとの関連	810 例 ―全年齢で喫煙： 　95 例（11.7%） ―26 歳以降は禁煙： 　69 例（8.5%）	男性：51%	範囲：26-32 歳	26 歳から 32 歳の間にプロービング深さの増加がみられた部位数	―プロービング深さの増加が 2 mm 以上（%） 全年齢で喫煙： 52（54.7） 26 歳以降に禁煙： 30（43.5） ―プロービング深さの増加が 3 mm 以上（%） 全年齢で喫煙： 9（9.5） 26 歳以降は禁煙： 2（2.9）
					26 歳から 32 歳の間にプロービング深さの増加がみられた部位%の平均値	―プロービング深さの増加が 2 mm 以上（標準偏差） 全年齢で喫煙： 3.2（±4.8） 26 歳以降は禁煙： 1.7（±2.3） ―プロービング深さの増加が 3 mm 以上（標準偏差） 全年齢で喫煙： 0.4（±2.0） 26 歳以降は禁煙： 0.1（±0.4）
Yanagisawa ら, 2009, 日本（コホート研究）	歯数と喫煙習慣との関連	男性 547 例 多目的コホート研究 （JPHC study） ―現在喫煙者： 　135 例(24.7%) ―前喫煙者： 　251 例(45.9%)	男性：100%	範囲：55-75 歳	8 本以上の喪失歯を持つ者のパーセンテージと人数	―現在喫煙者： 　39.3%（53/135） ―前喫煙者： 　39.0%（98/251）

著者，出版年，実施国（研究デザイン）	研究課題	研究規模と対象	男性の割合(%)	年齢	アウトカム	結果
Yanagisawaら，2010，日本（コホート研究）	歯数および歯周病と喫煙習慣との関連	男性 1,088 例 秋田県横手市 ―現在喫煙者：317 例(29.1%) ―前喫煙者：421 例(38.7%)	男性：100%	範囲：40-75 歳	8 本以上の喪失歯をもつ者のパーセンテージと人数	―現在喫煙者：26.2%（83/317）―前喫煙者：26.8%（113/421）
					歯周病がある者のパーセンテージと人数	―現在喫煙者：31.1%（97/312）―前喫煙者 26.2%（107/408）
Krall ら，2006，米国（コホート研究）	歯の喪失のリスクに対する禁煙の効果	789 例 1968-2004 年に行われた米国退役軍例歯科縦断研究（Veterans Administration Dental Longitudinal Study）―喫煙継続者：113 例(14.3%) ―禁煙者：129 例(16.3%)	男性：100%	平均：48 歳	一人当たりの喪失歯数	中央値（25 パーセンタイル値，75 パーセンタイル値）―禁煙者：3（1，8）―喫煙継続者：2（0，4）
					リスクのある歯 1,000 本当たり，1 年当たりの喪失歯数	中央値（25 パーセンタイル値，75 パーセンタイル値）―禁煙者：7（2，20）―喫煙継続者：8（0，17）
Vladimirowら，2009，デンマーク（前向き研究）	口腔悪性病変の外科的切除後の新病変あるいは悪性化のリスクに対する禁煙の効果	口腔白板症あるいは紅板症の患者 51 人 1997 年-2006 年にコペンハーゲン大学グローストロプ病院（the Glostrup Hospital, Copenhagen University）で受療 ―喫煙継続者：35 例（69%）―禁煙者：16 例（31%）	男性：53%	範囲：35-85 歳 平均：56.9 歳	白板症あるいは紅板症の再発	―喫煙継続者：11 ―禁煙者：1
					新病変	―喫煙継続者：8 ―禁煙者：0
					癌化	―喫煙継続者：5 ―禁煙者：0

監訳　小川　祐司（新潟大学大学院医歯学総合研究科予防歯科学分野 教授
　　　　　　　　WHO協力センター長（口腔保健））
訳者　埴岡　　隆（福岡歯科大学口腔健康科学分野 教授）
　　　小島　美樹（梅花女子大学口腔保健学科 教授）
　　　田野　ルミ（国立保健医療科学院生涯健康研究部 主任研究官）

歯科における簡易禁煙支援 ―WHOによるグローバルスタンダード―

2021年4月20日　第1版・第1刷発行

監訳　小川祐司
訳　　埴岡　　隆・小島美樹・田野ルミ
発行　一般財団法人 口腔保健協会

〒170-0003　東京都豊島区駒込1-43-9
振替 00130-6-9297　Tel 03-3947-8301㈹
Fax 03-3947-8073
http://www.kokuhoken.or.jp/

乱丁，落丁の際はお取り替えいたします．　　　　　　　印刷/三報社印刷・製本/愛千製本

ISBN978-4-89605-372-2　C3047

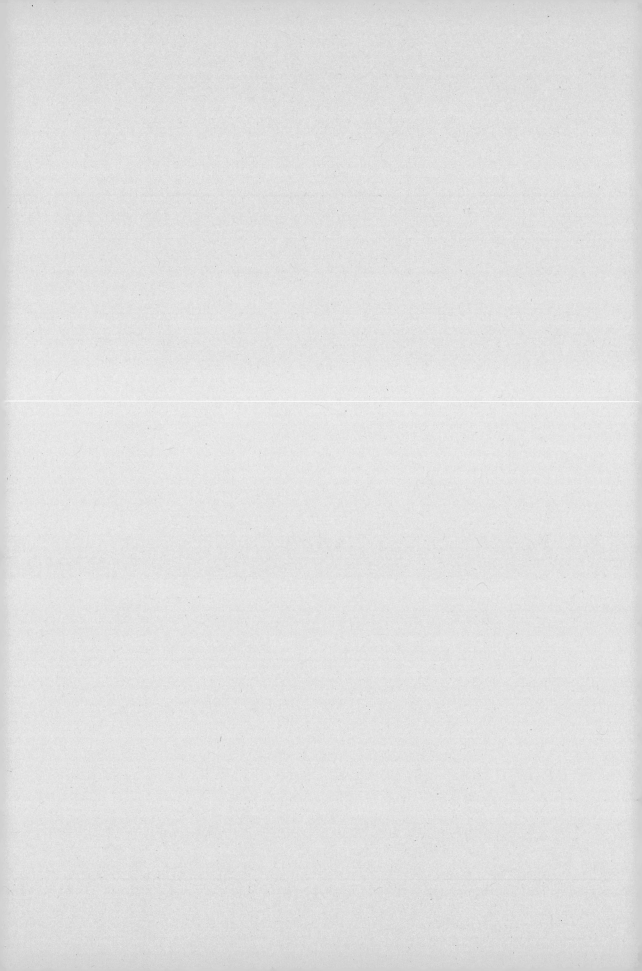